続 パーキンソン病はこうすれば変わる！

病気の理解とパーキンソン・ダンス

Let's enjoy!

Let's study!

執筆者一覧

橋本弘子（はしもとひろこ） 森ノ宮医療大学 教授，作業療法士 博士（保健学）
武庫川女子大学文学部教育学科体育専攻卒業．ダンスインストラクターとして幼児から高齢者までを幅広く指導，多くのコンサート活動も行う．その後，中学校保健体育教師を経て，藍野医療福祉専門学校作業療法学科卒業．大阪府立大学大学院総合リハビリテーション学研究科修士課程，同博士後期課程修了．精神科病院，藍野大学を経て，2016年より現職．また「ニューロダンス研究会」代表として，さまざまな疾患（障害）に合わせた研修会を実施中．
主な資格：教職免許（保健体育 中学校教諭一級，高等学校教諭二級），健康運動指導士

高畑進一（たかばたけしんいち） 大阪府立大学 教授，認定作業療法士 博士（保健学）
同志社大学文学部文化学科心理学専攻卒業．国立善通寺病院附属リハビリテーション学院卒業．有馬温泉病院，県立加古川病院，藍野医療福祉専門学校，大阪府立看護大学を経て現職．
主な著書：『転倒予防のための棒体操―運動機能と認知機能へのアプローチ』（共著，三輪書店，2010）

宮口英樹（みやぐちひでき） 広島大学 教授，認定作業療法士，博士（保健学）
同志社大学文学部社会学科社会福祉学専攻卒業ののち，国立善通寺病院附属リハビリテーション学院卒業．奈良県心身障害者リハビリテーションセンター，広島県立保健福祉短期大学等を経て，2004年より現職．
著書・訳書：『不器用な子どもたちへの認知作業トレーニング』（編著，三輪書店，2014），『脳卒中のリハビリテーション―生活機能に基づくアプローチ【原著第3版】』（監訳，三輪書店，2015），他多数
最近のテーマ：笑いや楽しさなどの情動が運動・認知機能に与える影響に注目している．

中西 一（なかにしはじめ） 森ノ宮医療大学 講師，作業療法士
滋賀医療技術専門学校卒業，広島大学大学院保健学研究科（保健学専攻）博士課程前期修了．名瀬徳洲会病院，笠利病院，広島大学病院などを経て2016年より現職．

はじめに

　『パーキンソン病はこうすれば変わる！　―日常生活の工夫とパーキンソンダンスで生活機能を改善』を上梓してから7年が経ちました．この間，多くの方々にご活用いただき，当事者からは「日常生活の工夫とパーキンソンダンスDVDを活用しています」，支援に関わる専門家からは「症状の理解と具体的指導に役立ちます」など，ポジティブな意見を多くいただきました．一方で，当事者やご家族などからは，内容や表現をもっとわかりやすくしてほしい，新しいバージョンのダンスを制作してほしいとの要望も寄せられました．

　パーキンソン病の方々が，自宅生活・地域生活を続けるには，医療機関で行うリハビリテーションだけでなく，自宅や患者会などで運動・活動を継続することが必要です．このとき，ご本人，ご家族，支援者がパーキンソン病の症状と，その原因となる脳や体の仕組みを理解していれば，より効果的です．また，さまざまなバージョンのダンスがあれば，一人ひとりの能力に応じて楽しく行うことができます．

　そこで本書は内容を吟味・追加し，わかりやすい表現で記述することを心がけました．疾患の説明には疫学的観点に加え，パーキンソン病の前兆，初期症状と考えられる軽度パーキンソン徴候（MPS）を追加しました．この情報がパーキンソン病の早期発見に役立つはず，との思いからです．日常生活動作の工夫にも，より具体的な説明を加え，代表的な評価方法だけでなく，自宅でも日常生活の困難を評価できるチェック表も掲載しました．そして，新しいバージョンのダンスを加えました．今回のダンスにはパーキンソン病の当事者に重要な体幹筋のトレーニングも取り入れています．さらに，ご家族の要望に応え，「ペア・ダンス」を取り入れました．DVDを見ながら，ご家族や友人と楽しく取り組んでいただける内容になっています．

　本書が，前書にも増して当事者やご家族の皆様の自宅生活・地域生活に役立つことを心より願っています．

2019年2月　　　　　　　　　　　　　　　　　　　　　　　　　　編者，著者一同

目次

はじめに ……………………………………………………………………… 3

第1部 ● Let's study! パーキンソン病とリハビリについて

第1章　パーキンソン病について ………………… 宮口英樹　8

脳の働きとパーキンソン病 ……………………………………………… 8
パーキンソン病の診断基準 ……………………………………………… 9
パーキンソン病の疫学 …………………………………………………… 10
日常生活活動と非運動症状について …………………………………… 11
運動・リハビリテーション ……………………………………………… 13

第2章　パーキンソン病のリハビリのポイント
　　　　　―困りごとへの対応 …… 高畑進一　16

パーキンソン病の主要症状 ……………………………………………… 16
多彩な症状が出現する理由 ……………………………………………… 18
パーキンソン病の生活機能障害―その特徴と工夫 …………………… 20
パーキンソン病に対するリハビリテーション ………………………… 44

第2部 ● Let's enjoy! パーキンソン・ダンスとかんたん機能チェック

第3章　パーキンソン・ダンス ………………… 橋本弘子　54

ダンスの特徴と治療的要素 ……………………………………………… 54
リハビリテーションのポイントとダンスDVDの内容 ………………… 57
パーキンソン・ダンスの効果 …………………………………………… 59
パーキンソン・ダンス継続の極意！ …………………………………… 62
パーキンソン・ダンスDVD体験者の声 ………………………………… 64

Let's enjoy! パーキンソン・ダンス！
―パーキンソン・ダンス ワンポイント アドバイス！ … 67

- パーキンソン・ダンスを始める前に …………………………… 68
- 椅子からの立ち上がりポイント＆姿勢のチェック ………………… 69
- パーキンソン・ダンス Part 1 ……………………………… 70
- パーキンソン・ダンス Part 2 ……………………………… 77
- 筋トレ・ダンス ……………………………………………… 84
- 立って！ 座って！ ダンス ………………………………… 86
- ペア・ダンス ………………………………………………… 87
- リハビリ＆ダンス カレンダー ……………………………… 89

第4章　自宅でできる かんたん機能チェック … 中西　一　92

- 体の機能 …………………………………………………… 93
- 脳の機能と心の機能 ……………………………………… 99
- 生活からの視点 …………………………………………… 102

PDADL（パーキンソン病日常生活動作）チェック表（40）…………… 104

おわりに ………………………………………… 宮口英樹　106

第1部 パーキンソン病とリハビリについて

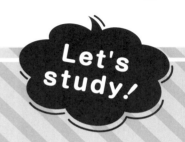

① パーキンソン病について

脳の働きとパーキンソン病

　パーキンソン病（Parkinson's disease：PD）は，脳の中脳黒質にある神経細胞の変性によって生じるとされる病気です．変性がなぜ生じるかについては，いろいろな研究が進んでいますが，まだその原因はわかっていません．中脳黒質の神経細胞は，ドパミンという神経伝達物質をつくって大脳基底核の神経細胞に送ることで情報伝達をしています．中脳黒質の神経細胞が変性すると，ドパミンが減少し情報伝達が障害されることで，大脳基底核の機能が低下します．すると，大脳基底核と連絡している前頭葉や辺縁系に影響が及び，運動のほかにも，思考，判断といった認知機能への影響が出現します[1]．

　パーキンソン病では，特に大脳基底核の線条体という部位の機能が低下するとされています．線条体は強化学習において重要な役割を果たしていると考えられており，日常生活で人が行動する動機づけに関わっています．私たちの生活行動は大きく分けて，やりたいこと，やりたくないこと，そしてどちらでもないことに分かれますが，特にやりたいことを行う場合には，報酬予測としてドパミンが出るといわれています．この報酬予測によって，人はさまざまな経験を記憶し，報酬が出ない場合（たとえば，危険なこと）を学習します．この一連の課程は強化学習と呼ばれています[2]（図1）．単純な移動だけでは歩きにくい場合も，仲間とハイキングなどで楽しく歩く場合は，報酬としてドパミンが出るので，そのような予測によって前日から調子がよいということが起こるのです．

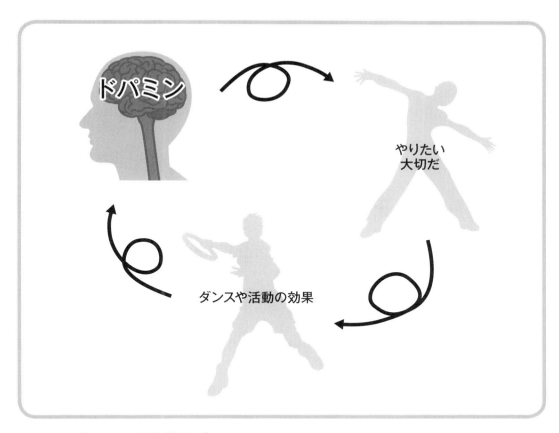

図1 ドパミンの強化学習プロセス

　本書で取り扱うパーキンソン・ダンスは，初期はダンスの経験が少ないと緊張し，不安に感じることがあると思われますが，何度か経験して，楽しく感じ，自分にとって大切だと思うようになると，報酬予測によって強化学習が促進され，ダンスのために外出するという行動につながると考えられます．ドパミンは，このように単に楽しいことだけではなく，自分にとって意味があり，重要だと感じるときに放出されるといわれています．

パーキンソン病の診断基準

　世界的に広く使用されてきた英国ブレインバンク診断基準では，パーキンソン病の診断基準として，まず運動緩慢（動作がゆっくりとなる）がみられること，そのほか，筋強剛（筋肉がこわばる），安静時振戦（動作をしていない場

面で手などがふるえる），姿勢保持困難（姿勢をまっすぐ保つことが難しくなる）のいずれか一つがみられることなどが基本的条件だとされています．ドパミンによって症状が緩和されるのもパーキンソン病の特徴の一つです[3]．

日本神経学会監修の「パーキンソン病診療ガイドライン2018」[4]によると，パーキンソン病は，現在のところ生理学的検査では確定した診断基準はなく，医師による症状の観察と画像検査や投薬の結果を合わせて診断されます．加齢による筋力の低下でも運動緩慢は生じるので，それだけでパーキンソン病とはいえず，いくつかの条件が同時にみられた場合にパーキンソン病と診断されます．振戦症状は，左右どちらかから生じることが多いのも特徴の一つです．診断基準は前述の英国ブレインバンク診断基準に加えて，2015年に発表されたMDS（International Parkinson and Movement Disorder Society：国際パーキンソン病・運動障害疾患会議）診断基準[4]が用いられるようになってきています．

パーキンソン病の疫学

わが国のパーキンソン病患者数は，おおむね20万人とされ，罹患率は9～18人/10万人（年），有病率は100～180人/10万人であり，高齢化に伴い今後20年程度は増加が続くといわれています[5]．罹患率とは，一定期間（主には1年）にどれだけの疾病者が発生したかを示す指標であり，有病率は，ある一時点において疾病を有している人の割合をいいます．年齢とともに罹患率は増え，65歳以上では，罹患率は160人/10万人という高い値を示します．これは，全年齢を含めた全体の罹患率と比較すると約10倍です．すなわち，人口に占める高齢者の割合が増えると患者数も増えると予測されるのです．性差については，海外では性差はないか男性が多いとする報告が多く，わが国では女性が多いと報告されています[4]．いくつかの疫学研究では，粗有病率は上昇していると報告されていますが，その理由としてYamawakiら[6]は，以前は正常な老化の範囲として放置していた症状についても受診意欲が高まったこと，神経内科専門医の診察を受ける機会が増えたこと，介護保険制度

の導入により医療機関で受診する機会が増えたことなどを挙げており，疾患に対する意識も関連しているようです．

　ここで軽度パーキンソン徴候（mild parkinsonian sign：MPS）について触れておきたいと思います．MPSとは，運動緩慢，筋強剛，安静時振戦，姿勢保持困難などはみられるが，診断基準を満たさない状態を指し，正常な老化と神経変性疾患，脳血管障害との境界領域の状態と考えられるものです．MPSの状態からパーキンソニズムの症状を示すようになる要因としては，年齢を除くと，低い認知機能，低いBMI（body mass index）値，筋強剛の現れなどが関連しているようです[5]．認知症の前駆段階として軽度認知障害（mild cognitive impairment：MCI）が注目されていますが，MPSは軽度の運動機能低下の症状がみられる点で，パーキンソン病の前駆段階となる危険性があることを知っておくとよいでしょう．

日常生活活動と非運動症状について

　パーキンソン病の治療は，1960年代以降のドパミン補充療法によって運動症状への対応に効果をもたらしてきましたが，精神症状や認知機能障害，睡眠障害などの非運動症状については，ドパミン補充療法による対応が困難なことが多いとされています[7]．これらの非運動症状は，日常生活における生活の質にも大きな影響を与えるために，症状が出現した際には対応が必要です．さらに，いくつかの非運動症状は，運動症状が出現する前の5～10年にわたる前臨床期間として出現することがわかってきました．中脳黒質の神経細胞が生まれたときの細胞数を100とすると，パーキンソン病は残存細胞数が20～30になった時点で発症するとされています．PET（positron emission tomography：陽電子断層撮影法）を用いた研究では，非運動症状は細胞数が70％に減少した時期から次第に出現すると考えられているため，非運動症状はパーキンソン病の早期発見につながるとされています[8]．

　幻覚や妄想などの精神症状は患者の約半数にみられるとされ，その出現には，病気の進行によるもの，老化の影響，全身状態の悪化，抗パーキンソン病

薬の影響，そのほか環境要因など，さまざまな要因が関連しているといわれています．精神症状出現の引き金となる要因としては，脱水症や感染症などの全身状態の悪化に伴うものもあり，日常生活において体調管理には十分に留意する必要があります[7]．

　パーキンソン病における認知症の合併率は80％にもなり，同年齢における認知症発症リスクは6倍高いといわれています[7]．パーキンソン病における認知機能の低下は，日常生活場面では，急に予定を変更することができない，計画が立てられないなど主に遂行機能障害として出現し，目標の設定，計画の立案，計画の効果的な実行といった目的をもった一連の流れを行うことが難しくなります．考え方や視点を柔軟に転換する注意性セット変換の障害もパーキンソン病の遂行機能障害の特徴の一つで，これらは，いずれも前頭葉機能に関連した機能です．また前頭葉機能に関連した「系列動作（順序に従って体を動かす動作）」や「語想起（「できるだけ速く多く果物の名前を挙げてください」という課題に応えることなど）」が困難になるのも特徴です[9]．本書の第2章では，そのような遂行機能障害に対する生活場面での工夫が取り上げられていますので，参考にしてください．

　パーキンソン病の睡眠障害としては，不眠，日中過眠，突発性睡眠，レム睡眠行動障害（REM sleep behavior disorder：RBD）など，さまざまな症状が知られています．夜間不眠はパーキンソン病患者の60〜98％にみられるとされ，日中の活動性低下にもつながり，日常生活では大きな問題です．また，日中過眠・突発性睡眠はパーキンソン病患者の20〜50％に認められるとされ，その背景として加齢，疾患によるもの，夜間不眠やうつ病，薬剤の影響，睡眠時無呼吸などがあるといわれています[7]．RBDは，睡眠のレム期（体は休息しているが，脳は覚醒に近い状態）に出現する激しい異常行動で，レム期にみる夢や悪夢と一致して出現し，叫び声を上げることや家族に対して殴る・蹴るなどの暴力行為を示すこと，家具に衝突することもあります．パーキンソン病の運動症状以前にRBDがみられることもあり，パーキンソン病の前駆症状として出現する場合もあります[2,7]．

　そのほか，嗅覚異常については，進行期を含めると90％の患者で嗅覚が低

下するとされ，パーキンソン病を発症した人の75％は診断前2年以内に嗅覚が低下していたと報告されています[10]．嗅覚低下は，便秘と併せてパーキンソン病発症の危険因子ともされていますが，多くの場合自覚がありません．RBDや嗅覚低下，便秘は，日常生活では正常な老化に伴う症状と判断しても不思議ではありません．異常が持続するようであれば，家族が専門医の受診を勧めるなど，早期からの対応が望ましいと思われます．

運動・リハビリテーション

　パーキンソン病の運動・リハビリテーションを進めるうえで注意すべきポイントは，①進行性の中枢神経変性疾患であること，②運動症状だけではなく，非運動症状があること，③抗パーキンソン病薬の副作用に配慮が必要なこと，④加齢に伴う影響があり，廃用性筋力低下，持久力低下，関節可動域制限の合併があること，とされています[11]．リハビリテーションでは，これらのポイントを踏まえて，状態に合わせて家庭でのリハビリテーションを進めていきます（図2）．

　運動・リハビリテーションを行った場合の効果に関する調査を紹介します．

	MPS	早期	進行期
運動症状	軽度な運動機能の低下	安静時振戦，運動緩慢，筋強剛，姿勢保持困難	姿勢・歩行障害，ジスキネジア
非運動症状	嗅覚低下，睡眠障害，便秘，うつ	不安症状	幻覚，妄想，認知症，排尿障害
リハビリテーション	生活不活発の予防，身体機能向上，社会的活動への参加促進	活動性の維持・向上，社会的活動の継続	姿勢保持，関節拘縮予防，褥瘡予防，自立動作の維持，社会的関わりの維持

図2　パーキンソン病の各病期における運動症状，非運動症状，リハビリテーション

滋賀県で行われた神経内科外来通院中の348名（男性154名，女性194名，平均年齢69.7歳±8.5歳，罹患期間平均7.8年±5.7年）を対象とした調査[12]では，病状の進行に伴い，足のすくみなどの歩行障害と前傾姿勢などの姿勢反射障害が著明になっていた多くの人が，運動やリハビリテーションを行うことの効果を自覚していました．運動・リハビリテーションの効果の中では，歩きやすくなった，体が柔らかくなった，筋力がついた，日常生活がしやすくなったことに対する患者の自覚が高かったようです．運動にかかる頻度と時間は，介助なしで生活している人で毎日，介助が必要な人でも週3〜5回行い，1回あたりの時間は10〜40分が多いという結果でした．まとめると，毎日でなくても2日に1回のペースで30分程度運動することにより，歩きやすさが向上するようです．

　運動・リハビリテーションを行ううえでのキーワードの一つは，冒頭で述べたように，報酬予測による強化学習を促すことです．パーキンソン病では，手がかり（cue）を用いた外発性随意運動による練習がバランス機能の向上などに有効だといわれています[11]．外発性随意運動とは，目印を見ながら立ち上がる，音のリズムに合わせて歩くなど外的な刺激を手がかりに運動を行うことをいいます．手がかりは，わかりやすくイメージしやすいことも大切です．外発性随意運動を用いて運動学習が促進されるためには，①個々の状況に合わせた運動であること，②個々がイメージしやすいものであること，③単純な動作から始め，徐々に複雑にすること，④自分が思っている以上に大きく動くこと，⑤視覚的cueや聴覚的cueを利用したものであること，⑥日ごろ，安全に繰り返すことができること，⑦個々にとってそれが楽しいと思えるものであること，が重要であるといわれています[11]．本書で紹介するパーキンソン・ダンスは，視覚的な手がかりと聴覚に働きかけるリズムが複合した刺激に合わせ自身の身体感覚に注意を向けて動きを繰り返すことにより，ダンスが上達しそのことが報酬となり，運動学習が促進されると考えられます．

（宮口英樹）

文献

1) 山永裕明, 他: パーキンソン病を理解する. 図説 パーキンソン病の理解とリハビリテーション. 三輪書店, pp8-27, 2010
2) 山永裕明, 他: パーキンソン病の主要症状のメカニズムとリハビリテーションの視点. 図説 パーキンソン病の理解とリハビリテーション. 三輪書店, pp42-65, 2010
3) 野元正弘: 日常診療に役立つParkinson病の診断とこれからの治療. 日内会誌 **101**: 2065-2071, 2012
4) 日本神経学会（監),「パーキンソン病診療ガイドライン」作成委員会（編): パーキンソン病とは. パーキンソン病診療ガイドライン2018. 医学書院, pp1-17, 2018
5) 向井洋平, 他: わが国におけるパーキンソン病の疫学研究. 日本臨牀 **76**: 23-29, 2018
6) Yamawaki M, et al: Changes in prevalence and incidence of Parkinson's disease in Japan during a quarter of a century. *Neuroepidemiology* **32**: 263-269, 2009
7) 三原雅史: 非運動症状への対処. *Med Pract* **35**: 451-455, 2018
8) 永山 寛: 様々な症状―生活に影響を与える症状とその対応. 難病と在宅ケア **24**: 56-60, 2018
9) 小林俊輔: パーキンソン病と前頭葉機能障害. *Fronti Parkinson Dis* **11**: 92-96, 2018
10) 日本神経学会（監),「パーキンソン病診療ガイドライン」作成委員会（編): 診断, 予後. パーキンソン病診療ガイドライン2018. 医学書院, pp132-149, 2018
11) 中馬孝容: パーキンソン病へのリハビリテーション. 難病と在宅ケア **23**: 54-59, 2018
12) 中馬孝容, 他: 滋賀県の理学療法士を対象としたパーキンソン病の理学療法に関するアンケート調査. 厚生労働科学研究補助金 難治性疾患克服研究事業 希少性難治性疾患患者に関する医療の向上及び患者支援のあり方に関する研究. 平成24年度総括・分担研究報告書 平成25年3月, pp134-136, 2013

❷ パーキンソン病の リハビリのポイント ―困りごとへの対応

パーキンソン病の主要症状

　パーキンソン病には多彩な症状が現れます[1,2]（**表1**）．よく知られているのは「手足のふるえ（振戦）」，「筋肉のこわばり（筋固縮）」，「動きが遅い（運動減少）」，「姿勢の保持が困難（姿勢調節障害）」などの運動症状です．振戦は安静時に目立ち，時には下顎にも出現します．筋固縮と運動減少は手足・体幹筋だけでなく，眼筋や頸部・口腔・顔面筋など表情，発語・嚥下，呼吸に関与する筋にも生じます．筋固縮は関節の可動域制限や拘縮の原因となり，姿勢の異常や胸郭変形による呼吸障害を引き起こす場合もあります．さらに姿勢調節障害は，急なバランス変化に対応するとき，姿勢を保ちながら荷物を持ち上げるときなどに生じます．これらの運動障害が歩行や立ち上がりだけでなく，さまざまな日常生活動作（activities of daily living：ADL）に影響しています．

　さらに，パーキンソン病には多彩な非運動症状も生じます．それは不安や抑うつ，同時に2つのことに注意を配分できないなどの「精神・認知障害」，排便・排尿障害や起立性低血圧などの「自律神経障害」，嗅覚障害，手足のしびれ・痛み，物が二重に見える複視などの「感覚障害」，さらには，「睡眠・覚醒障害」などです．

　これら症状の現れ方は，人によって実にさまざまです．振戦が強く現れる方，姿勢調節障害が顕著な方，非運動症状が強い方など個人差が非常に大きいのです．それがパーキンソン病の特徴ともいえます．

　このように多彩な運動症状と非運動症状が相まって，個人の日常生活機能の

表1　主要症状(運動症状と非運動症状)

運動症状(4大兆候)	
1. 振戦(安静時振戦)	四肢,下顎に生じる
2. 筋固縮(筋強剛)	四肢,体幹,頸部,顔面,口腔,眼球,呼吸などの筋に生じる
3. 運動減少(無動,動作緩慢)	四肢,体幹,頸部,顔面,口腔,眼球,呼吸などの筋に生じる
4. 姿勢調節障害	バランス変化に対応困難,座位・立位保持困難,動作時の予期姿勢をつくれない,転倒

非運動症状	
5. 精神・認知障害	抑うつ,不安,幻覚,せん妄,精神活動緩慢,遂行機能低下,二重課題動作困難(注意配分困難)
6. 自律神経障害	多汗,排便・排尿障害,起立性低血圧(めまい),四肢循環障害,脂顔
7. 感覚障害	嗅覚障害,手足のしびれ・痛み,複視,睡眠時・安静時の脚のむずむず感
8. 睡眠・覚醒障害	眠りが浅い,レム睡眠行動異常,突然の眠気
9. その他	wearing-off現象,on-off現象,ジスキネジア,全身の強い倦怠感

さまざまな日常生活障害
歩行障害(すくみ足,小刻み歩行,突進現象,方向転換困難,急に止まれない,矛盾性歩行,転倒しやすい)
更衣,家事動作などの障害(手続きの想起障害,手足のすくみ,四肢動作の緩慢,巧緻動作困難,矛盾性動作)

障害を引き起こし,QOL(quality of life:生活の質)の低下を招いています.

最もよく知られた日常生活機能の障害は「歩行障害」です.症状は運動開始時のすくみ(運動をスタートできない),小刻み歩行(姿勢を保ちながら大きく踏み出せない),突進現象(一定の運動リズムを保てない),方向転換困難

（運動の切り替えができない），急に止まれない（運動をストップできない），矛盾性歩行（目印がある場合とない場合で，歩行能力が大きく異なる）[3]，転倒しやすいなどです．また，おしゃべりしながら歩けない，バッグを持つと歩きにくいなどの症状もあります．一言で歩行障害といえども，運動減少，姿勢調節障害，注意（配分）障害などが複雑に影響して生じているのです．また，歩行や立ち上がりなどの基本動作だけでなく，手の動きが必要な身の回り動作（更衣や食事，排泄など），そして家事動作にも運動症状，非運動症状が複雑に影響しています．では，なぜこのように多彩な症状が現れるのでしょうか．

多彩な症状が出現する理由

パーキンソン病は Lewy 小体関連疾患の一つと考えられています[4]．まず嗅球と迷走神経核に Lewy 小体が出現し，嗅覚障害と心臓自律神経の変性が生じます[1]．その後，脳幹（延髄，橋，中脳黒質）に広がり，振戦，筋固縮，運動減少，意欲低下，運動学習障害などを生じます．さらに，大脳皮質に広がり症状が進行すると考えられています[1]．

脳幹にはドパミンを産生し脳の各所に届ける神経細胞があり，黒質，腹側被蓋野，後赤核領域と呼ばれています．これらの部位は，大脳基底核（特に尾状核と被殻；以下，基底核），前頭葉，大脳辺縁系（以下，辺縁系），視床下部・下垂体，延髄網様体にドパミンを送り，運動機能や精神・認知機能，自律神経機能，睡眠・覚醒機能などを調節しています[5,6]（図1）．特に基底核は視床を介して大脳皮質の運動関連領域，前頭前野，前頭眼野，辺縁系とループ回路を形成し，同じく運動機能や精神・認知機能，自律神経機能，睡眠・覚醒機能などの働きを調節しています．

パーキンソン病では黒質の神経細胞が変性し基底核に送るドパミンが減少しますので，前頭葉と辺縁系の機能が低下します．その結果，遂行能力（行動の決定・計画・実行能力），注意配分能力，眼球運動の調節能力，運動減少の一

1．心臓自体の働きに問題はないと考えられています．

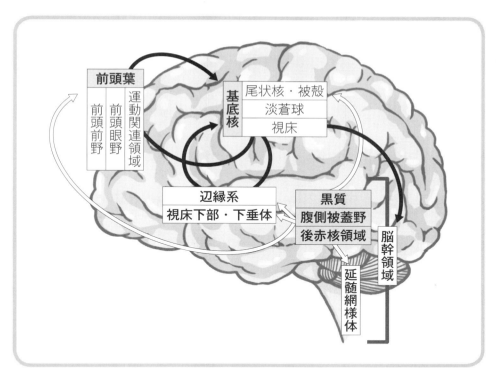

図1 黒質，腹側被蓋野，後赤核領域からのドパミンの伝達（⇨）と視床から前頭葉・辺縁系・脳幹領域への情報伝達経路（➡）

因となる運動プログラム能力などが低下するのです．加えて情動機能も低下し，うつや意欲低下が現れます．

やがて病気の進行とともに腹側被蓋野，後赤核領域の神経細胞も変性し，さらに運動機能，精神・認知機能，情動機能が低下し，自律神経障害，筋固縮や姿勢調節障害，歩行障害，嚥下障害なども著明になると考えられています．

このような機序でパーキンソン病には多彩な症状が出現し，さまざまな生活機能障害が生じます．そして，この生活機能障害の現れ方には特徴があるのです．

パーキンソン病の生活機能障害—その特徴と工夫

1 慣れていた動作・運動が困難になる

　当事者の生活機能障害に共通する特徴は，慣れていたはずの動作・運動が困難になることです．それは，「歩く」，「立ち上がる」，「起き上がる」などの基本動作や「箸で食べる」，「シャツやズボンを脱ぐ・着る」，「歯を磨く」，「化粧をする」などのセルフケアだけでなく，「鉛筆で書く」，「パソコンを使う」，「料理をする」，「洗濯物をたたむ」，「電車に乗る」などの仕事や家事動作にも生じます[1]．

　特別に意識することなく毎日繰り返してきたこれらの動作・運動を，手際よくスムーズに行うことが困難になるのです．もちろん，振戦（手足がふるえる）や筋固縮（全身の筋が硬くなる）が影響している場合もありますが，それだけでは説明できないエピソードも多いのです．たとえば，「初発症状は，バッグから物を取り出すときに縁に引っかかりうまく取り出せない，服をハンガーに掛けられない，三角おにぎりをつくれないなど不思議な症状だった」，「最初の症状は着衣の問題．服のどこに手を通せばよいのかわからなくなった」，「洗濯物もうまくたためず，くしゃくしゃになってしまう．手続きを思い出せない」などです．

　詳細に観察すると，さらに細かな特徴が明らかとなります．それは次の1）〜5）です．

1）意識せず行う動作・運動が困難（表2）

　一般的に，慣れた動作・運動を特別に意識して行うことはありません．意識して行うのは慣れていない動作を行うときです．初めて自転車の練習をしたとき，誰でも手足の運動方向，力の入れ具合，タイミング，そして動作の手順に注意を向けて行いました．それは，初めて箸を使ったとき，服を着たとき，化粧をしたとき，料理をしたときも同じです．慣れていない動作を意識して何度

表2　意識せず行う動作の困難と工夫の例

困難と工夫	意識せず行うときに動作が困難	動作手順や運動，道具の動かし方をイメージして行う
姿勢	座っていると体が傾くが，指摘されないと気づけない	家具や壁の「垂直」を意識して姿勢を正している
寝返り立ち上がり	何気なく動くとできない	・手足の動かし方，タイミングをよく考えて行えば可能 ・常に関節や筋肉の動きを意識して動作している
歩行	足がすくんで前に出ない	・「歩く」と意識してから歩き出すと足が出やすい ・骨盤をひねり体重を左右に移すこと，太ももを上げること，かかとから下ろすことなどを意識すると歩きやすい
歩行	小刻みで，突進するような歩行になる	ゆっくり，大またを意識していれば調子よく歩ける
セルフケア	箸を使いにくい	箸の持ち方，指の動かし方を常に考えて食べる
セルフケア	靴下を履きにくい	靴下の持ち方，引っ張る方向（手前⇒上方）を意識すると履きやすい
書字	字や図形を書きにくい	習字を書くように，一画一画の方向や大きさを考えながら書いている
料理	おにぎりが握れなくなった	手・指の形や角度を意識して練習するとまたできるようになった
趣味	得意だった編み物ができなくなった	針の持ち方，指の動かし方に注意して練習すると再びできるようになった
趣味	吹奏楽器の演奏ができなくなった	指の動かし方，吹き方を徹底的に再練習して，また人前で演奏できた

も繰り返すことで動作手順と運動が記憶され，やがて意識せず手際よく行えるようになります．それは，状況に応じて必要な動作手順と運動を，自動的に記憶から取り出して実行することが可能になるからです[7,8]．

　このように動作手順と運動を記憶し，自動的に実行できるよう働いているのが基底核と前頭葉運動関連領域です．パーキンソン病ではこれらの部位の働き

が低下します．すると，慣れていた（記憶していた）動作を何気なく行うとうまくできない，運動が止まってしまうなどの現象が起こります．これは，適切な動作手順や運動の記憶を取り出し，段取りよく実行できない状態なのです．

さらに「歩行の開始と停止」，「歩行時のリズミカルな手足の動き，速度調節」，「動作するときのバランス保持」，「瞬き，眼の動き」，「食べ物の咀嚼」，「食べ物や唾液の飲み込み（嚥下）」，「適切な筋の緊張」なども意識せずに行う運動です[2]．これらを自動的にコントロールしているのは脳幹領域です．この部位はパーキンソン病によって機能が低下します．すると，姿勢保持，歩行，嚥下，流涎（よだれ），瞬き減少などの問題が生じます[9]．

以上の困難に対する工夫は，正しい動作手順や運動，道具の動かし方を意識して考え，注意深く行うこと．まるで初めて行う動作のように手順，運動方向，タイミングをイメージし（時には声に出すことも有用です），力の入れ具合に注意して行うことです．無意識的に調節できていた姿勢保持，歩行，食べ物の咀嚼，唾液の嚥下も意識して行うことが必要なのです．

意識した動作・運動を何度も繰り返すことで，動作手順と運動が（再）学習され，困難な動作の改善が期待できます．このとき，正しい動作手順と運動を療法士と相談して行うことが効果的です．**表2**には具体的な困難と工夫の例を示します．

2）複数の手順が必要な動作が困難（表3）

スーパーのレジでお金を支払うとき，「財布からお金を出す⇒支払う⇒お釣りとレシートを受け取る⇒財布にしまう⇒買い物かごを運ぶ⇒袋に詰める」という動作を次々と段取りよく行うことが必要です．この手順を間違えず滞りなく行うには，一つの動作を実行中に次の動作，その次の動作を脳内で準備することが必要なのです．この能力は，行動の計画と実行に関与する基底核と前頭葉運動関連領域の働きです．日常生活動作のほとんどは複数の動作の組み合わ

2．これらの運動を生得的運動と呼びます．生得的運動は，人間が随意動作・運動を行うときに自動的に働きます．重い荷物を持ち上げるとき，転倒しないようバランスを保つ機能が自動的に働いているのです．生得的運動（自動運動）は随意運動を行うための基礎といえます．

表3　複数の手順が必要な動作の困難と工夫の例

困難と工夫	複数の手順が必要な動作が困難	1）手順（段取り）をイメージしリハーサルする 2）紙に書き，声に出して手続きを確認する 3）各手順を確実に行う，単純な動作に変更する
掃除	・手際よく掃除や片づけができない ・整理するとき考えがまとまらず何時間もかかってしまう	・一度にすべての部屋を片づけようとせず，掃除する場所と手順を決め，書き出してから片づける ・部屋や棚が片づいているときの写真を撮っておく
買い物	レジでの支払いに手間取る	・手順をイメージし，各動作を確実に行う ・あらかじめ小銭を準備する，電子マネーを使用する，小銭はレジ係に数えてもらう
	・買った物をスーパーの袋に収まりよく入れることができない ・大きさや硬さを考えて入れようとするが，考えがまとまらない	・バスケット型のマイバッグを持参する ・買った物をレジ係に袋に入れてもらう
	・宅配業者などの訪問に即座に対応できない ・電話が鳴ってもすぐに動けない	・事前に訪問時間を知らせてもらい，約束の時間前に手順（印鑑を持つ⇒玄関に行く⇒ドアを開ける⇒印鑑を押す⇒荷物を受け取る⇒ドアを閉める）をリハーサルする ・電話は，自分からかけ直すようにしている
調理	・手際よく調理ができない ・メニューを考えられない	・パソコン動画で料理のつくり方をリハーサルしてから行う ・調理器具はいつも同じところに片づけ，引き出しや戸棚には入っている物の名を書いたラベルを貼る ・娘にメニューを決めてもらい，手順を確認してから調理する
洗濯	・洗濯物をたたみにくい ・手続きを思い出せず，くしゃくしゃになってしまう	たたみ方を示した絵，洋服たたみボード（クイックプレス）を利用する

せであり，特に料理，買い物，掃除，仕事などは手順が複雑な動作です．このためパーキンソン病では発症初期から困難を訴える方も多いのです．

　この困難に対する工夫の一つは，手順（段取り）をイメージしてから行うことです．時には手順を声に出して確認すること，手順を紙に書き出し確認しながら行うことも有用です．もう一つの工夫は，各動作を区切って行うことです．椅子に近づいて腰掛けるとき，椅子に近づくと足が止まってしまい，遠くから手を伸ばして転倒しそうになります．歩いて近づくとき，次の手順（椅子に手を伸ばす動作）に意識が向いてしまうと，それまで行っていた動作（ここでは歩行）がストップします．確実に椅子まで近づき立ち止まる，次に椅子に手を伸ばす，椅子を引く，そして椅子に座る．このように，一つの動作を確実に終了してから次の動作を開始するよう意識することが大事です．さらに，手順を簡素化することも動作を改善します．

3）同時に2つの動作を行うことが困難（表4）

　日常生活では同時に2つの動作を行う場面が多数あります．特に，時間を短縮して行動するには「お湯を沸かしながら野菜を切る」，「新聞に目を通しながらコーヒーを飲む」など，2つの動作を並行して行うことが必要です．このような二重課題動作を行う能力は，両方の動作に注意を配分する前頭前野の働きです．この部位が不調になると「〜しながら〜する」能力が低下し，「歩行中に話しかけられるとストップしてしまう」，「煮物をしながら魚を焼けない」などの困難が生じるのです．

　これに対する工夫は，二重課題動作を避け，動作を区分して一つずつ注意して確実に行うことです．また，バランスを保ちながら行う動作を避けるため，着替え，洗顔，歯磨き，薬の飲み込みなどを行うときは，椅子を利用します．これが転倒や嚥下の問題を防ぎます．

4）両手で行う動作が困難（表5）

　日常生活で手の働きは重要です．しかも，ペットボトルの蓋を開ける，パソコンのキーボードを打つなど，多くの動作は左右の手の動きの組み合わせ，つ

表4　同時に2つの動作を行うことの困難と工夫の例

困難と工夫	同時に2つの動作を行えない	同時動作を避け，動作を区分して一つずつ確実に行う
歩行	・ドアを開けながら踏み出せない ・軽いものでも持ちながら歩けない ・歩きながら話ができない	・動作を一つひとつ確実に行う ・ショルダーバッグやリュックを利用する ・一つの動作に集中して行う
姿勢	編み物に集中していると体が傾く	肘掛け付きの椅子を使えば，体の傾きに気づきやすい
食事	テレビを見たり，おしゃべりをしたりしていると箸が動かせない	一つの動作（食べること）に注意を向けて行う
洗面	立って洗顔・歯磨きすると手が動かない	椅子に腰掛け安定した姿勢で行う
整容	化粧をするとき，髭を剃るとき，手と顔を同時に動かせない	顔の向きを変える順序を決め，鏡で顔の向き，手の動きを確認しながら手を動かす
排泄	カバンを肩に掛けたまま排尿できない（男性）	動作は一つずつ行うことを心がけている
家事	煮物をしながら魚を焼けない	・時間をかけて一つひとつ調理する ・本やパソコンを活用し，手続きを確認しながら行う
家事	・コーヒーをつくるとき，コップ，スプーン，コーヒーを一度に運べない ・一度に運ぼうとすると動作がストップする	・一つひとつ運ぶ ・ワゴンテーブルに載せて運ぶ
書字	話を聞きながらメモができない	大事なことは録音している

まり左右の脳が協調して働くことが必要です．この能力は前頭葉の運動関連領域，なかでも補足運動野の働きによると考えられています．この領域の機能低下によって，左右の手を協調させて動かす動作が困難になります．しかも，拍手をするなど左右同じ動きの動作よりも右手と左手の動きが異なる動作が困難になりやすいようです[3]．

表5 両手で行う動作の困難と工夫の例

困難と工夫	両手動作（左右手の組み合わせ）が困難	1）片手で動作する 2）左右の手の動きを意識して行う
食事	ナイフとフォークが使いにくい	箸を使う，フォークだけを使用する（ナイフを使う必要がないよう食材を切り分けておく）
	茶碗を持って食べると箸を動かしにくく，こぼしてしまう	ご飯は安定した食器によそい，テーブルに置いて食べる
	ペットボトルを持って蓋を開閉できない	ペットボトルを置き，片方の手で開閉する
整容	両手で洗顔・洗髪すると手が動きにくい	片手で洗顔・洗髪する
料理	・食器を持ってスポンジで洗えない ・卵を入れたボールを持ってかき混ぜるときに手が止まる	・流しに置いて洗う ・ボールの固定に滑り止めを用いてかき混ぜる
洗濯	・洗濯物をたたむとき，左右の手をうまく組み合わせて行えない ・洗濯物の角を合わせてたたむことができない（とても不思議に感じている）	集中し，左右の手の動き（押さえる，動かす）を意識してたたむ
買い物	左手でビニール袋の開き具合を調整しながら右手で物を入れることができない	バスケット型のマイバッグを使用する
車いす	両手で車いすをうまく操作できない	ペダル式の車いすや，足操作式の車いすを使用する
パソコン	両手でキーボードを打ちにくい	片手で打てば簡単に打てる
書類	封筒に手紙を入れる，クリアファイルに書類を入れることができない（左右両手に注意を向けられないように感じる）	集中し，左右の手の動き（広げる，動かす）を意識して入れる

3．ナイフとフォークを使う動作は，片手で固定し，もう一方の手で物を操作する動作です．このような動作が早期から困難になりやすいようです．

この困難に対する工夫は，左右の手の組み合わせを避け片手で行うこと．また，左右の手の動きを意識し，注意して行うことも重要です．

5）同じ運動を繰り返す動作，交互の反復運動が必要な動作が困難（表6）

　日常生活では，歩く，字を書く，箸で食べるなどの動作をスタートした後，その動作を続ける必要があります．これにより，トイレまでたどり着き，文章を書き終え，食事を食べ終えることができます．目標に向かってスタートした運動を一定の間，適切な大きさで続けることも前頭前野，運動関連領域の働きです．この領域の機能低下によって運動の持続が困難になると，歩行中，字を書くとき，箸を使うときなど，さまざまな場面で次第に運動が小さくなり，や

表6　同じ運動を繰り返す動作，交互の反復運動が必要な動作の困難と工夫の例

困難と工夫	同じ運動を繰り返す動作，交互の反復運動が必要な動作が困難	1）目標場所や位置を意識して行う 2）大きく，ゆっくりした運動を心がける 3）リラックスし気分を切り替えて動作を再スタート
食事	・箸を使って同じ動きを続けていると，次第に動きが止まる ・次第に口が開きにくくなる	・箸を置き，休憩して再開する ・腕を大きく上げてから口に持っていくと再び動かせる ・口を開ける運動を繰り返して，食事を再開する
書字	・字を書いていると動きが小さくなる ・手に力が入りすぎる	・ノートの罫線を意識して大きく書く ・指や手を大きく動かし，リラックスして再開する
入浴	タオルで体をごしごし洗えない	下向きに力を入れて体をこすり，力を抜いて元の位置に戻すことを意識して動作を繰り返す
整容	歯ブラシの動きが小さくなる	歯ブラシを上下に動かすのではなく，上歯は上から下，下歯は下から上に動かすことを意識する
歩行	次第に小またになってしまう	・冷蔵庫まで何歩で歩くかを意識する ・大またでゆっくりと歩くことを意識する ・立ち止まり，一歩足を後ろに引いてから歩き出す

がてストップします．特に，歯磨きなど運動方向を切り替える交互の反復運動，しかもスピードが速い運動ほど筋の緊張を高めるため動きが小さくなり，ストップしやすいのです．

　この困難に対する第1の工夫は，冷蔵庫まで歩く，ノートの右端まで字を書くなど運動を続ける目標場所や位置を意識して行うことです．第2の工夫は，大きく，ゆっくりした運動を心がけることです．特に，交互の反復運動を行うときは，両方向ではなく一方向の動きを意識し，力を入れた後には力を抜くことに注意して動作しましょう．筋の柔軟性を保つため，普段から筋のストレッチやリラクセーションを行うことも大事です．第3の工夫は，動作が小さくなってしまったときの工夫です．それは，小さくなった動作を止め，リラックスし気分を切り替えて再スタートすることです．このとき，それまでとは違う動きに切り替えて行うことも有効です．

2　視覚情報の有無が動作に強く影響する

　当事者の生活機能障害に共通する次の特徴は，感覚情報，特に視覚情報の有無（多少）が動作に強く影響することです[4]．よく知られているのは，「歩行時に足がすくむが床に描いた線をまたげばスムーズに歩ける」，「平地はうまく歩けないが階段は上れる」というエピソードです．線のない平地を歩くより，またぐことや階段を上ることのほうが難しいはずなのに，当事者が発揮できる能力は反対なのです．そこでこのような現象を矛盾性動作[3]と呼びます．

1）日常生活動作には2種類ある

　このような現象が起こるのは，私たちの日常生活動作には外的情報があることで行える動作（刺激誘導性動作）と，外的情報がなくても行える動作（記憶誘導性動作）があるからです[8]．飛んできたボールを見て素早くキャッチす

---

[4] 聴覚情報や体性感覚情報の有無も動作に影響します．「1，2，3」と声をかける，タイミングに合わせて背中をポンと叩く．このように介助すると椅子から立ち上がりやすいのです．

る．これはボールという視覚情報があることで行える動作．一方，ボールをキャッチする動きをジェスチャーしてみせる．これは視覚情報がなくても運動記憶を思い起こして行える動作です．

　私たちの脳は，動作をする前に動作の計画・プログラムをつくります．このとき，外的情報を活用する・活用できる場合（刺激誘導性動作あるいは外発的動作）と，外的情報を活用しない・活用できない場合（記憶誘導性動作あるいは内発的動作）があります．質問のために手を上げる，歩くとき足を前に振り出すのは視覚情報を活用しない記憶誘導性動作です．一方，頭上のボールを見てキャッチする，サッカーボールを見て足を蹴り出すのは，手足の動きは同じでも視覚情報を活用した刺激誘導性動作です[5]．また，明るい場所で物を見ながら行うのは視覚情報を活用できる動作，暗闇で行うのは視覚情報を活用できない動作です．

2）外的情報，特に視覚情報のない動作が困難（表7）

　パーキンソン病では，この2種類の動作のうち視覚情報を活用しない・活用できない記憶誘導性動作が困難になりやすいのです．一方，視覚情報を活用する・活用できる刺激誘導性動作は比較的スムーズに行えます．つまり，見て動作すること・物が見えることが大事なのです．これは，パーキンソン病で機能低下が起こりやすい基底核と補足運動野が記憶誘導性動作を担い，比較的機能が保たれる小脳，後頭葉，運動前野が刺激誘導性動作を担っているためです．この機能のアンバランスによって，「歩行時に足がすくむが床に描いた線をまたげばスムーズに歩ける」，「平地はうまく歩けないが階段のステップを見

5．視覚情報を活用する動作は，つかむ，押す，蹴るなど対象物のある動作，そして対象物に眼を向ける・手を伸ばす，対象物を指さす・またぐなどの動作です．これらは，対象物を見て手を使う他動詞的動作です．一方，視覚情報を活用しない動作は，歩く，寝返る，起き上がる，立ち上がる，首を回す，手を上に伸ばす，眼を動かすなどの動作です．それらは，自分の手足や体を動かす自動詞的動作です．パーキンソン病の初期には歩行や寝返りなどの自動詞的動作が困難になり，やがて手で物を扱う他動詞的動作が困難になると考えられています．これは自動詞的動作（≒記憶誘導性動作）を担う部位が他動詞的動作（≒刺激誘導性動作）を担う部位よりも機能低下しやすいというパーキンソン病の特徴の現れなのです．

表7　視覚情報のない動作の困難と工夫の例

困難と工夫	・視覚情報のない動作が困難 ・自分の体が見えない動作が困難 ・暗い場所での動作が困難	1) 視覚情報をしっかりと活用して（見て）動作する 2) 視覚情報を得やすい（見やすい）動作・環境に変更 3) 目印を積極的に活用 4) 体の位置や動きに関する感覚を高める
食事	食べ物を箸でつまむことはできるが，口元で箸先が見えなくなると手が止まり，こぼしてしまう	・皿を近づけ口から迎えにいくように食べる ・鏡で口元を見ながら食べる
整容	眼を閉じて顔を洗うのが怖い．倒れそうになる	・洗面台にもたれて体を支えながら洗う ・椅子に座って洗顔する
書字 パソコン	・白紙に文字を書くと字がゆがむ ・画面を見ながらパソコンのマウスを動かせない	・罫線のあるノートに書く ・手元を見ればマウスを動かせるが，画面を見ることができないのでキーボードやタッチ式の入力を使う
更衣	・体の後ろでズボンやシャツを整えるときに手が動かない ・袖や裾に手足が隠れると動作がストップする	・鏡で服と手足を見ながら行う ・袖や裾が途中で引っかからないように，まっすぐに整えてから着る ・袖や裾を輪のようにまとめてから着ると動きやすい
寝返り 起き上がり	・夜間，暗いと寝返り・起き上がりができない ・布団の中では自分の体がどうなっているかわからず身動きできない	・夜間も照明をつけていると動作を行いやすい ・特に寝返り・起き上がりの際，手を伸ばす方向に目印をつけておくと動作が容易 ・布団の中で動きにくいときは，手足に力を入れ少しずつ動かすと徐々に動く．また，手足の一部が布団の外に見えればその瞬間に動ける
立ち上がり	椅子やベッドから立ちにくい	床（下方），壁（前下方），壁（前方）の目印を順に見ながら立つ
歩行	・歩行時に足がすくむ ・方向転換が困難	・床上の線やタイルカーペットの継ぎ目をまたぐように歩く ・方向転換する方向に目印を貼り，それを見て顔と体の向きを変えると方向転換できる ・床に方向転換のための足の運び方（足形）を描いておけば可能

れば上ることができる」という能力乖離が生じるのです．「食べ物を箸でつまむことはできるが，口に運ぶ途中で（手元が見えなくなると）手が止まり，こぼしてしまう」，「シャツやズボンを体の前で整えることはできるが，体の後ろでは手が動かず整えられない」などのエピソードは，食事や更衣の動作の中にできる部分とできない部分が混在すること，すなわち視覚情報を活用できる動作と活用できない動作の能力乖離を示しています．同様に「暗いところでは極端に足がすくむが明るいところは歩ける」，「昼と違って夜は寝返りができない」というエピソードも，視覚情報を活用できる環境がそうでないかによって動作能力に乖離が生じることを示しています．

3）自分の体が見えないと動作が困難（自分の体も重要な視覚情報）（表7）

　床に描いた線，階段のステップ，食材，衣服，スイッチやレバーなど身の回りの物品はすべて視覚情報です．この情報の有無・多少がパーキンソン病の方々の動作の難易に影響しています．さらに，「布団の中では自分の体がどうなっているかわからず身動きできないが，手足の一部が見えればその瞬間に動ける」，「服を着るとき手足が見えないと動作が止まる．手足の一部が見えればさっと動く」などのエピソードからは，パーキンソン病の方々にとって，自分自身の体も重要な視覚情報であることがわかります．自分の体を見ること・体が見えることが動作を容易にするのです．

4）自分の体を見ること・体が見えることが必要な理由

　私たちは動作するときに手足がどこにあるか，どのような形になっているか，その都度考えたり確認したりすることなく手足を動かします．これは，手足からの情報が常に脳に送られているから可能なのです．脳は常に自分の手，足，首，体幹など全身の位置や動きを感知しています．しかし，脳の感知した情報を私たちが意識することは多くありません．それを意識するのは，手足の位置や動きに注意を向けてスポーツやダンスを練習するとき，関節に痛みがあるときなどです．

　パーキンソン病では体中からの情報が十分に脳に送られていない，もしくは

送られた情報を脳が十分に処理できていない可能性があります．その結果，自分の姿勢や，手足の位置や動きがわかりにくく，運動の開始やスムーズな運動が困難になると考えられます．この自己身体の認知に関する問題は後に詳しく述べます．

　以上のような困難に対する第1の工夫は，視覚情報をしっかりと活用して（見て）動作することです．つまり，箸や衣服だけでなく自分の手，足などをよく見て動作することです．

　第2の工夫は，視覚情報を得やすい（見やすい）動作に変更すること，環境を整えることです．更衣の際は，鏡で自分の手足を確認しつつ動作する，シャツやズボンに手足が隠れないよう袖や裾を輪状にして手足に通す．廊下や浴室の照明を明るくする，壁と区別しやすい色の手すりを設置する[6]，夜も電気をつけておく，などが有効です．

　第3の工夫は，視覚情報となる目印を積極的に活用することです．特に，有効なのは寝返り，起き上がり，立ち上がり，歩行などの自動詞的動作に目印を活用することです．それは，床に線を描きそれをまたいで歩く，廊下で方向転換する方向に目印を貼る，寝返るために手を伸ばす方向に目印を貼る，などの工夫です．これは，視覚情報を活用せずに行っていた自動詞的動作を，目印を活用することによって他動詞的動作に変更する戦略です[7]．

　第4の工夫は，体の位置や動きに関する感覚を高めることです．体中の筋・関節にはセンサーがあり，ここからの情報が脳に伝わります．筋や関節が硬くなるとセンサー機能が低下しますので，これを防ぐためのストレッチや体操を行うことが必要です．特に，自分の体，手足の位置や動きに注意を向けて行うダンスや太極拳は有効です．

---

[6] 壁の手すりだけでなく食器と食材もコントラストがはっきりとして見やすいことが当事者の手の動きを改善する可能性があります．

[7] 動作・運動の学習は，①視覚情報を活用する段階から，②活用しない段階へと進みます．自動車運転を習ったころのこと，編み物や字を書くことを覚えたころのことを思い出してみてください．動作・運動の学習は，道具や手足をよく見て行う段階から，見ることなく覚えた動作・運動を実行する段階へと進むのです．動作時によく見て行うことや目印を用いることは，困難になった第2段階の動作を第1段階に戻して行うこと，学習し直すことなのです．

3　視覚情報の変化が動作に影響する

当事者にとって視覚情報の有無は動作に重要です．視覚情報に依存して動作していると言ってもよいかもしれません．そして，視覚に依存しているために生じる困難があります．

1）眼球の協調運動が動作に影響する

新聞や雑誌を読むこと，字を書くことがとても疲れる．周囲の物がすべて二重に見える（複視）．人も車も二重に見えるので怖くて運転できない．これらの症状は，一日のうちでも変動があり，薬効が悪いときにより強く出現します．眼球をスムーズに動かして文字を追えない，両眼で焦点を合わせられないなどの原因は，眼球の協調運動の障害と考えられます．手足の筋と同じく眼を動かす筋にも固縮や運動減少，不随意運動が生じており，当事者は眼を一定のスピードで滑らかに動かすことが困難なのです[8]．さらに，左右の眼を動かす筋を協調的に動かせなくなります．焦点が合わず二重に見えるという症状（複視）は，右眼と左眼が違う方向を向いているために生じるのです[9]．これらの症状はパーキンソン病の当事者にかなり高い割合で生じている可能性があります[9]．

当事者には視覚情報が大切．しかし，複視などのために視覚情報を活用できなければ，「目が疲れると動きが悪くなる」というエピソードが示す通り，動作も困難になるのです．一方，「スポーツで眼を動かした後は複視が和らぎ，動作がスムーズになる」と述べる方もいます．今後の検討が必要ですが，積極的な眼の運動が複視と動作を改善する可能性があるかもしれません[10]．

8, パーキンソン病の眼球運動障害は歩行障害と似ており，急に眼球運動が加速する，急にストップする，緩慢になるなどの症状があるといわれています．

9, パーキンソン病の眼球運動の問題は，簡単な視力検査では確認できないことも多いようです．眼球の協調運動のコントロール能力を測ることが必要なのかもしれません．

10, そのほか眼に関する訴えで多いのは，「食事などの動作に集中していると瞼が自然に下がってくる」というエピソードです．一つの運動に注意が向くとそれ以外の運動維持がおろそかになるという特徴の現れかもしれません．また，存在しない物や人が見える，動くはずのない物が動いて見えるなどの幻視も訴えの多い症状ですが，複視とは異なる症状です．幻視は夜間や暗い場所で生じやすいようです．

2）視覚情報の変化に対応する動作が困難（表8）

　歩くとき，方向転換するとき，着替えるとき目に映る情報は変化します．周囲の人が動くと視覚情報は変化するのです．「広いところから狭いところへ移動するときに足がすくむ」，「柔らかくて形がくしゃくしゃと変化する服は着る手順がわからなくなる」，「ビニール袋は形が変化するので買った物を入れにくい」，「人ごみでは歩けない．周囲の人が歩くとふらつく．どのように歩けばいいかわからず，止まってしまう」．これらのエピソードは，視覚情報の変化に対応した動作の計画・実施がスピーディーに行えないことを示しています．

　これに対する工夫は，対応すべき視覚情報が多すぎないよう整理すること．そして情報の変化を少なくすることです．それを示すのは，「片づいていない場所では歩けないが，整理整頓した部屋では歩ける」，「家の中では歩けないが，障害物や人の少ない広々とした場所ではとても歩きやすい」，「形がしっか

表8　視覚情報の変化による困難と工夫の例

困難と工夫	・視覚情報の変化に対応する動作が困難 ・視覚情報が多すぎる動作が困難	1）視覚情報が多すぎないよう整理する 2）視覚情報の変化を少なくする 3）眼の運動トレーニングを行う
更衣	柔らかく形がくしゃくしゃと変化する服は着る手順がわからなくなる	形がしっかりした服を用いる
買い物	ビニール袋は形が変化するので買った物を入れにくい	形が変化しない四角い買い物かごを用いる
歩行	・広いリビングから狭い廊下へ移動するときに足がすくむ ・雑然として片づいていない場所では歩けない ・駅など人の多いところで足がすくむ ・周囲の人が動くとふらつく	・廊下の手前で立ち止まり，廊下幅を目と手で確認する ・部屋を整理整頓する ・広々とした場所では解放されたように歩きやすい ・売り場が広く，開放感のあるスーパーマーケットを選んで買い物をする ・混んでいない時間帯を選び，買い物や電車の利用をする ・混雑した場所では人を見ず，目標だけ見て歩く

りした服は着る手順をイメージしやすい」、「形が変化しない四角い買い物かごなら入れやすい」、「混雑した場所では人を見ず、目標だけ見て歩く」などのエピソードです。

　パーキンソン病の当事者にとって視覚情報はとても大切ですが、情報が多すぎたり速いスピードで変化したりすると、動作はかえって困難になります。当事者には、今、認知した視覚情報が次の瞬間にも変化せず恒常性を保っていることが必要なのです。

3）不慣れな環境では動作が困難（表9）

　不慣れな環境で行う動作は、誰にとっても初めての動作です。外出先で行うトイレ動作や入浴動作と慣れた自宅で行う動作は、使う道具も設備も異なるため似て非なる動作です。初めての環境では設備や道具を確認し、動作手順をよく考えて動かねばなりません。このため、当事者の動作はいつも以上に時間を要し、動作が滞るなどの症状が出現します[11]。特にトイレ動作の困難は、外出に対する意欲を低下させ、それが閉じこもりの要因となっている場合もあります。

　このような現象は慣れた自宅でも起こります。「風呂と洗面所のリフォームをしたが、しばらくは動作がしにくかった」、「息子が台所を整理してくれるが、鍋や道具がいつも通りのところにないと動作が止まる。道具を置く場所には意味がある」、「コップや急須の置き場所が変わるだけで動作できない」、「浴室内に慣れない道具が置いてあると、いつも通りに動けない」などのエピソードは、当事者にとって環境の恒常性が必要なことを示しています。しかも、設備や道具の位置などかなり細かな事柄まで同じであることが必要なのです。そして、環境の変化に慣れる（新しい動作を学習する）には時間を要すこと、症状が進行すると、いつも一定のパターンでなければ動作が困難になることを示

11．反対に、「旅先や野球場など、慣れていない場でいつも以上にスムーズに動作できる」というエピソードもあります。これは、好きな活動をしているときに多いエピソードです。心理的な高揚感と意欲が、慣れない環境という要因を凌駕して動作を可能にしていると思われます。心理的影響は後のページで詳しく述べます。

表9 不慣れな環境で行う動作の困難と工夫の例

困難と工夫	慣れない環境での動作が困難	1）慣れた環境を維持する 2）環境改善は早期に行い，慣れておく
調理	・調理のとき，いつもの場所にいつもの道具がないと動作がストップする ・コップや急須の置き場所が変わるだけで動作できない ・道具を置く場所には意味がある	・いつも通りの動作手順を行えるよう（妨げないよう），いつも通りの場所に物を整理整頓する ・物品を収納する場所を決めておき，何が入っているかわかるようラベルを貼っておく ・道具や家具の配置を変更せず，慣れた環境を保持する
入浴	・旅行先の（慣れていない）風呂やトイレでは，動作が滞る ・慣れた風呂でいつも通りの手順で動作ができないとストップする	
排泄	デイケアなど外出先の慣れないトイレでは動作が滞るので，出かけることを控えている	
歩行	家で歩くとき，いつも手を添える場所に物が置いてあるだけで動けない	手すりの場所は，いつも通りの動作を確認したうえで設置する
環境改修	風呂と洗面所のリフォームをしたが，しばらくは動作がしにくかった	症状が軽度なうちに住宅改修を行う，福祉用具を導入する

しています．

　新しい環境に慣れるには新しい動作を学習しなければなりません．基底核はこの動作学習に深く関係しています．パーキンソン病で生じる基底核の機能低下は新しい動作の学習を困難にします．これが，慣れるには時間がかかること，症状が進行すればパターン化した手順でなければ動作ができないことの理由なのです．

　これらの困難に対する工夫は，いつも通りの動作手順を行えるよう（妨げないよう）にすることです．いつも同じ場所に物を整理整頓する．物品を収納する場所を決めておき，何が入っているかわかるようラベルを貼っておく．道具

や家具の配置を変更せず慣れた環境を保持する．日常生活の動作能力を長く保つには，このような工夫が大事です．

　一方，安全で安心な日常生活を送るためには住宅改修や福祉用具の導入が必要です．これは慣れた環境を変更することにほかなりません．変更した環境に慣れるためにも，症状が軽度で学習能力が保持できている時期，症状が軽度な時期に住宅改修や福祉用具の導入を行うことが望ましいのです．症状が進行した時期に手すりをつけるなどの改修を行うときは，当事者が行っているいつも通りの動きを妨げないよう注意が必要です．このためには，どこに手を置き，どこを支えに動いているのか，一人ひとりの動作を詳しくチェックしなければなりません．

4　身体感覚の弱さが動作に影響する

1）身体感覚の弱さは体を知覚・認知する力を低下させている（表10）

　先に述べた通り，パーキンソン病の当事者には感覚情報，特に視覚情報が重要です．自分の周囲にある物はもちろん，自分自身の体を見ること・体が見えることが動作を改善します．言い換えれば，自分の目で見なければ自分自身の体や手足がどうなっているのかわかりにくいため動作が困難なのです．パーキンソン病では体中からの身体感覚情報が十分に脳に送られていない，もしくは送られた情報を脳が統合できていない可能性があります[12]．これが原因となり，自分自身の体を知覚・認知する力が低下していると思われます．これを示すのは，「姿勢が崩れていても指摘されるまで気づけない」，「布団の中では自分の体がどうなっているかわからず身動きできない」，「体の後ろでズボンやシャツを整えるとき，手がどうなっているのかわからず動かない」などのエピソードです．

---

12. 当事者からは「イヤリングや指輪，腕時計を身に着けると非常に重く感じる」，「パンツのゴムやシャツは緩めにしているが，とても体を締めつけるように感じる」など，感覚の過敏性を示すエピソードを聞くこともあります．

2）自分と物との距離感を必要とする動作が困難（表10）

さらに「距離感がつかめず，箸やスプーンが口の端に当たってしまう」，「ド

表10 身体感覚の弱さによる困難と工夫の例

困難と工夫	体を知覚・認知する力の低下 1）体が見えないと動作が困難 2）体と環境（物）との距離感が悪い	1）体の位置や動きの感覚を高める 2）体や手足をよく見て動作する 3）体と物との距離感の低下を目印や触覚で補う
食事	距離感がつかめず，箸やスプーンが口の端に当たってしまう	・鏡で口元を見ながら食べる ・食事の前に顔や口元の運動を行う
更衣	・体の後ろでズボンやシャツを整えるときに手が動かない ・袖や裾に手足が隠れると動作が滞る	・鏡で服と手足を見ながら行う ・袖や裾を輪のようにまとめてから着る ・手足が見やすい衣服（袖や裾の短い衣服）を着る
寝返り 起き上がり	・夜間，暗いと寝返り・起き上がりができない ・布団の中では自分の体がどうなっているかわからず身動きできない	・夜間も照明をつけていると動作を行いやすい ・布団の中で動きにくいときは，手足に力を入れ少しずつ動かすと徐々に動く．また，手足の一部が布団の外に見えればその瞬間に動ける
起居・移動	・ドアに手を伸ばすとき，距離感が悪く倒れそうになる ・冷蔵庫のドアを開けるとき，体に当たって倒れそうになる ・便座や椅子にまっすぐ座れない（浅すぎたり，深すぎたりする）	・ドアや冷蔵庫の前（床）に，足位置を示す白線や足形を貼る ・便座や椅子の前（床）に足位置を示す足形を貼る ・便座や椅子に触って位置を確かめながら座る ・下腿後面が便座に触れてから着座する
姿勢	姿勢が崩れていても指摘されるまで気づけない	・家具やテレビの縦（垂直）線を見て姿勢を修正する ・姿勢を確認できるよう，家中に鏡を掛けている
歩行	自動改札の前で足がすくむ	改札機の左右を手で触ると通り抜けやすい

アに手を伸ばすとき，距離感が悪く倒れそうになる」，「冷蔵庫のドアを開けるとき，体に当たって倒れそうになる」，「自動改札の前で足がすくむ[13]」などのエピソードは，自己身体の知覚・認知が悪いために，自分と物との位置関係を適切に保って動作できないことを示しています．

また，「じっとしていると肩と手先の一体感が失われてくる．肩から直接手がつながっているように感じる」，「20分ほど車に揺られていると長時間波に揺られたように体がフワフワして動けない」，「体の感覚が悪いときは，少しずつ動くと緩和する．動いていると徐々に調子が出てくる」などのエピソードは，身体感覚が低下しやすいこと，しかし継続した運動によって改善することを示しています．

以上の困難に対する第1の工夫は，体の位置や動きの感覚を高めることです．運動によって筋や関節のセンサーを活性化し，身体感覚を維持・向上させる必要があります．運動は首，体，手足の動きに注意を向けて行うことが効果的です．また，身体感覚が低下しやすい特徴を考慮して，粘り強く運動を継続することが重要なのです．第2の工夫は，先にも述べた，体や手足をよく見て動作を行うこと．このとき，鏡の利用も効果的です．第3の工夫は，体と物との距離感の悪さを目印や触覚で補うことです．ドアや冷蔵庫の前（床）に立つべき位置を示す白線や足形を貼れば，開けたドアが体に当たらず転倒の危険性も減ります．このような目印は便座や椅子にうまく座れないときにも効果的です．また，ベッドや便座に座るときは下腿後面が便座に触れてから着座する，手で便座やベッドの位置を触って確認しながら着座するとうまく座れるの

13．これは広いリビングから狭い廊下に進むときに生じている現象と同じです．自己身体の知覚・認知が悪いため，自身の身体幅はどれくらいか，狭い空間を通り抜けるには体をどのように動かせばよいか，脳が自己身体と物との関係を計算して運動を計画・実行できないのです．これが自動改札や狭い廊下に進むときに動きがストップする原因と考えられます．「広々としたところでは解放されたように歩きやすい」のは，広い空間では自己身体と物との関係を脳が計算しなくてもよいから運動を計画・実行しやすいのだと思われます．
　自転車に乗りはじめたころ，スキーを習いはじめたころを思い出してください．狭い場所より広々とした場所が乗り（滑り）やすかったはず．程度の差はあれ同じ現象が当事者には生じていると考えられます．

です[14].

3）自分自身に働きかける動作が困難（表11）

　自分自身に働きかける動作とは，食べ物を口に運ぶ，歯を磨く，髭を剃る，化粧をする，顔を洗う，体を洗う，体に服をまとうなどの動作です．身体感覚

表11　自分自身に働きかける動作の困難と工夫の例

困難と工夫	自分自身に働きかける動作が困難	1）体の位置や動きの感覚を高める 2）体や手足をよく見て動作する 3）姿勢を安定させて動作を行う
食事	・食べ物を口に運ぶことが苦手 ・口を開けるタイミングと食べ物を口に持ってくるタイミングが合わない	・食べ物を口から迎えにいく ・手の動きを目で確認する
整容	・歯ブラシを口に持ってくることが難しい ・歯を磨くとき手に力が入らない ・歯ブラシを強い力で歯茎に押しつけてしまう ・シェーバーで髭を剃るとき力が入らない，顔の形に沿って角度調整することができない ・顔を洗うとき手に力が入らない ・洗顔は，手を動かさず顔を動かしていると指摘されるが，自分では気づけない	・鏡で口元を見ながら食べる ・歯磨き・髭剃りも鏡を見ながら行う ・髭を剃るとき，手で顔をマッサージしてから行う ・電動歯ブラシを活用する ・椅子に腰掛け，安定した姿勢で歯磨き・髭剃りを行う
入浴	・体を洗うときに手に力が入らない ・タオルで体を拭くときも手に力が入らない	・姿勢を安定させて体を洗う（拭く） ・シャワーチェアーに座って体を洗う
更衣	体に服をまとうとき，手に力が入らない	・椅子に腰掛け，姿勢を安定させて服を着る

14．暗闇で便座に座るときを想像してください．便座に近づき，方向転換し，便座を触って位置を確認してから着座します．昼間なら，一度便座を見れば，方向転換してもどのあたりに便座があるか覚えていますので，触って確認する必要はありません．しかし，パーキンソン病の当事者は，昼間でも体と便座との距離感が悪いため，手で触れて位置を確認することが必要なのだと思います．まるで暗闇で動作するときのように，距離感の悪さを触ること（触覚）で補っているようです．

が弱く，体の知覚・認知力が低下すると，自分の手で自分自身に働きかける動作が困難になります．それを示すのは，「食べ物を口に運ぶことが苦手」，「歯ブラシを口に持ってくることが難しい」，「シェーバーで髭を剃るとき力が入らない，顔の形に沿って角度調整することができない」，「顔や体を洗うときに手に力が入らない．タオルで体を拭くときも手に力が入らない」などのエピソードです．

　自分自身に働きかける動作を再帰性動作，自分以外のものに働きかける動作を外向性動作と呼ぶことがあります[15]．ペットボトルをつかむなどの外向性動作は，対象物を見ながら手を動かすことができます．しかし，歯ブラシを口に入れる，髭を剃るなどの再帰性動作は，動かす手は見ることができますが，口元や顎を直接見ながら行うことは困難です．働きかける対象である自分自身の部位が見えない．これが，身体感覚の低下している当事者が自分自身に働きかける動作が困難になる原因と考えられます．

　自分自身に働きかけるときに「手に力が入らない」という訴えも，よく聞くエピソードです．手で顔を洗うとき，タオルで体を拭くとき，適度な力で手を自分自身に押しつけながら動かします．この力に対して姿勢を崩さぬようバランスを保ち，手を動かすだけでなく同時に顔や体も動かす必要があります[16]．つまり，自分自身に働きかける動作は，バランスを保ちつつ複数の運動をタイミングと力を調節して行う，かなり複雑な動作なのです．

　このような困難に対する第1の工夫は，身体感覚を高めること．身体感覚を高めるには，動作の前に口や顔の準備運動を行うこと，さらに手で顔を触ってマッサージしてから動作することが効果的です．第2の工夫は，体をよく見て動作することです．第3の工夫は，姿勢を安定させて行うことです．椅子に腰掛けて，顔や体を洗う・拭く，歯を磨く．これは，同時に行う必要のある動作・運動を一つ減らして行う方法です．

---

15. 外向性動作は，働きかける対象は自分以外のものですから他動詞的動作ともいえます．しかし，再帰性動作は働きかける対象も自分自身ですから，自動詞的動作と他動詞的動作の組み合わせです．
16. 顔を洗うとき，髭を剃るとき，化粧をするときを想像してください．自分自身に働きかける動作は手と体を同時に動かす動作です．

5 心理状態が動作に強く影響する

　当事者の生活機能障害に共通するもう一つの大きな特徴は，本人の心理状態が動作に大きく影響することです．それを示すのは，「できると思うと動ける．できないと思うだけで動けない」，「焦るとまったく動けない．心を落ち着けると動ける」，「適度な緊張感があると動きやすい．緊張しすぎると動けない」，「好きな趣味の場面では動けるが，気乗りしない場面では動けない」などのエピソードです（**表12**）．

　本人が，「好き，楽しい，安心」と感じ，意欲，自信，心地よい緊張感をもって行う動作はとてもスムーズに行えます．一方，本人が「いやだ，嫌い，楽しくない，危ない」と感じ，気乗りせず，不安を感じ，強く緊張して行う動作はまったく体が動かないのです．いわば，本人が「快」と感じるか，「不快」と感じるかによって動作に大きな乖離が生じています[17]．このような現象は，基底核が運動と情動をつなぎ調節する役割を担っていることに起因していると考えられます．

　この現象は，家族や周囲の人々が当事者の言動を誤解する原因にもなっています．「家の中では動けないが，元気に釣りやゴルフに出かけていく」，「自治会の掃除は階段が怖くてできないと言うが，野球観戦では急な階段の上り下りも難なくできる」．このような乖離に家族や近所の人々は戸惑い，時には「怠けている，自分勝手なことを言っている」と誤解し，トラブルの原因になっていることも少なくありません．「きつく叱られると余計に動けなくなります」．これはあるご婦人の言葉です．

　当事者は怠けているわけではありません．「孫に会えると思うだけで体が動くのは不思議です」，「好きなスポーツや生け花をしているときは薬の切れる時間になってもどんどん動ける．これはなぜでしょう」などのエピソードが示すように，この乖離現象を当事者も不思議に感じています．

---

17. 気分の良いとき・悪いとき，リラックスしたとき・強く緊張したとき，楽しみなイベントのある日・気の進まない日，そして，褒められたとき・叱られたとき．誰でも心理状態によって体の動きは違います．当事者にはこの違いが極端に動作・運動として現れるのです．

表12 心理状態の影響による困難と工夫の例

困難と工夫	「不快」な心理状態では動きにくい（嫌い，つらい，危ない，気乗りしない，不安，強く緊張など）	「快」な心理状態では動きやすい（好き，楽しい，安心，意欲的，自信，心地よい緊張感など）
緊張 意欲	・緊張する場面では頭が真っ白になって動けない ・レジや銀行のキャッシュディスペンサーでは，精神的に緊張して動けない ・他人に見られていると思うと体が硬く緊張する ・緊張すると言葉も出にくい ・急がされたり怒られたりすると動けなくなる ・イライラしていると動作も滞る	・好きな人と接していると動きやすい ・仕事場面は，適度な緊張感があって動きやすい ・家の外では緊張感があるので動きやすいが，家の中では気合いが入らず動きにくい ・仕事のある日は体の動きもよいが，薬の効く時間は短い ・いつも気持ちを落ち着けるよう意識している ・深呼吸すると，ふるえが止まることが多い
好き嫌い 楽しい	・いやだと思うと本当に動けなくなる ・気乗りしないときは体も動かない ・自治会の掃除は乗り気じゃないので動けない	・好きなこと（庭の手入れ，卓球，グラウンドゴルフ，生け花，踊りなど）は，体がどんどん動く ・孫に会うとき，好きな野球観戦に出かけるときは驚くほど体が動く ・デートのときは，化粧をする手がよく動く ・お気に入りの洋服を着るときは体が動きやすい
自信 安心	できないと思うと本当に動けない	・できると思った瞬間に動ける ・安心感があると動ける ・日曜は手助けしてくれる娘がいると思うだけで動きやすい ・療法士と一緒に歩くと調子よく動ける

　このような困難に対する工夫は，本人の快感情を伴う活動・動作を継続することです．好きな仕事や趣味に取り組むだけでなく，「お気に入りの洋服やアクセサリーを身に着けると心がうきうきして，足の運びも軽やかになる」，「好きな人と会っているときは本当に体が動きやすい」，「今日は娘が家にいて安心

だ，と思うだけで動きがスムーズになる」，「浴室に滑り止めマットや手すりを設けると安心感があり動きやすい」などのエピソードが示すように，お気に入りの物を使う，好きな人（安心できる人）と共に過ごす，安全で安心できる環境を整えることも重要です．

　このような工夫を用い，本人にとってやりがいのある活動を続けることが，さまざまな機能の維持・改善につながります．不活発で引きこもった生活にならないこと，意欲的に取り組める活動・動作を継続することが重要です．当事者を支援する方々もこのような特徴を理解して，必要以上に安静を求めず，転倒などに注意し，本人の楽しみな活動が継続できるよう支援すること，支援者の態度や言葉も当事者の動作に影響すると認識することが必要です．

　以上，パーキンソン病の生活機能障害の特徴と工夫について述べました．これらの症状の有無をチェックすることが，当事者一人ひとりの特徴を把握することに役立つのではないかと考え，チェック表を試作しました．

　付録資料「PDADL（パーキンソン病日常生活動作）チェック表（40）」[18]として掲載しておりますので，定期的な状態チェックにご活用ください．また，チェックした項目に対する動作の工夫は，本章の**表2**から**表13**に示した方法を参考にしてください．

パーキンソン病に対するリハビリテーション

　パーキンソン病の方々が，生活機能を維持・改善するには，これまで述べたような特徴と工夫を考慮したリハビリテーションが重要です．

　ここでは，生活機能を維持・改善するために認識しておくべきこと，そしてリハビリテーションの要点を再度まとめて示すこととします．

18．日常生活で出現頻度の高い項目を採用したチェック表です．

1 トータルなリハビリテーションが必要（図2）

　パーキンソン病では多彩な運動症状と非運動症状が複雑に絡み合い，個人の生活機能障害を引き起こしています（**表1**）．その原因は脳のドパミン不足による基底核，前頭葉，辺縁系・視床下部，脳幹領域の不調です．この不調が運

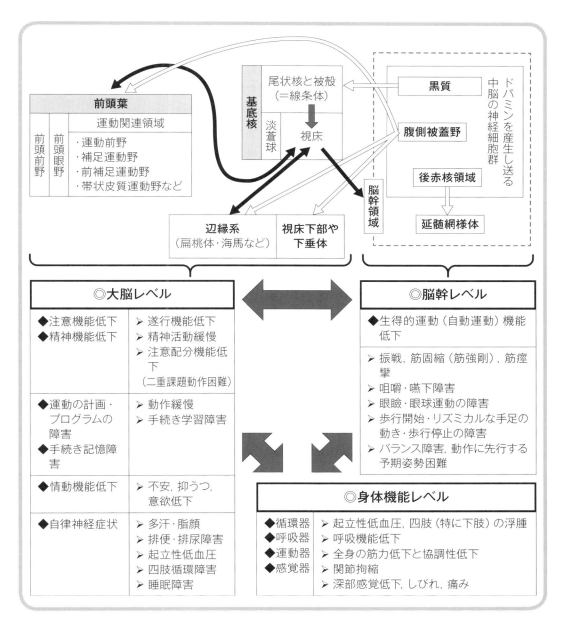

図2　ドパミンの伝達（⇨）と情報伝達経路（➡）および3つのレベルの症状・障害

動症状，精神・認知障害，自律神経障害など「大脳レベル」の症状を引き起こします．また，振戦・筋固縮，咀嚼・嚥下障害，眼球運動障害，バランス障害など「脳幹レベル」の症状が生じます．さらに，疾患の進行によって筋力低下，関節拘縮，呼吸機能低下などの「身体機能レベル」の障害が生じるのです（図2）．

　パーキンソン病はこれら3つのレベルの症状・障害が長期にわたり進行します．進行のスピード，どのレベルの症状が強く出現するかなどは個人差が大きいのですが，生活機能を長期間維持するには，3つのレベルに対するトータルなリハビリテーションが必要です．

2 トータルなリハビリテーションのポイント（表13）

1）身体機能レベル

　関節の拘縮や姿勢の変形を防ぎ動作・運動を維持するには，全身の筋・関節の機能を保つことが必要です．このために筋力トレーニングと，柔軟性を維持するストレッチやリラクセーションは重要です．トレーニングするのは手足だけでなく体幹，頸部，顔面，舌，眼球など全身の筋と可動域です．筋力と柔軟性の維持は身体感覚の基礎となる深部感覚のセンサー機能を保持することにも役立つと考えられます．

　また，日常生活活動を継続するには体力・持久力の維持が欠かせません．ウォーキングやダンスなど，呼吸・循環機能を高める運動を行うこと，毎日の日課，役割である活動を続けることが必要です．

　具体的なトレーニング方法については医師・療法士と相談して決めることが望ましいのですが，自主的トレーニングを行う場合は，本書や各種書籍，Web上に紹介されているパーキンソン体操[19]などを参考にするとよいでしょう．

19, http://www.kyowa-kirin.co.jp/parkinsons/rehabilitation/index.html

表13 トータルなリハビリテーションのレベルとポイント

リハビリテーションレベル	リハビリテーションの対象となる障害（日常生活における困難）	リハビリテーションのポイント	
◎大脳レベル ➤ 大脳皮質 ➤ 基底核 ➤ 間脳 　視床 　視床下部 ➤ 辺縁系	◆**慣れていた動作・運動の困難＝随意運動の計画と遂行の障害** ➤ 意識（注意）せずに行う動作・運動が困難 ➤ 複雑な動作・運動が困難（複数手続き動作，二重課題動作，両手動作，反復動作が困難） ➤ 動作・運動の学習が困難	□ 動作手順や運動の意識化（メンタルリハーサル） 　1. 内的戦略 　　・手順・運動を声に出す，紙に書く 　2. 外的戦略 　　・視覚刺激（物，目印）の活用 　　・介助者による動作のデモンストレーション，説明 □ 複雑な動作を単純な動作に変更 　1. 複雑な手続きを単純化し，区切って行う 　2. 二重課題動作を避け，動作を区分して行う 　3. 片手動作，一方向動作の活用 □ 物・自己身体をしっかり見て動作する 　1. 外的事物・自己身体を見やすい動作・環境に変更 　2. 慣れた環境と動作の維持 　3. 視覚（目印），聴覚（かけ声），触覚を活用 □ 身体感覚の賦活トレーニング □ 快感情（安心，安全，意欲）を賦活する活動の利用 □ 精神・認知機能の賦活トレーニング ➤ 精神活動，遂行機能，二重課題トレーニング	運動・活動・参加の継続
	◆視覚情報のない動作が困難 （外的事物と自己身体に関する視覚情報のない動作が困難） ◆視覚情報の変化に対応する動作，不慣れな環境で行う動作が困難		
	◆身体感覚を必要とする動作が困難 ➤ 外的事物と自己身体の距離調節が困難 ➤ 自己身体に働きかける動作が困難		
	◆不快感情（危ない，不安，過緊張）が動作・運動を妨げる		
	◆**精神・認知機能障害** ➤ 精神活動低下，遂行機能低下，二重課題動作の障害（＝注意配分障害） ➤ 抑うつ，不安，意欲低下，情動や感情の表出障害		
◎脳幹レベル	◆**随意運動の基礎となる生**	□ 歩行，姿勢調節（バランス）の	

第2章 ● パーキンソン病のリハビリのポイント―困りごとへの対応

➢ 中脳 ➢ 橋 ➢ 延髄	**得的運動（自動運動）の障害** ➢ 振戦，筋固縮（筋強剛），筋痙攣 ➢ 歩行の開始・停止・速度調節・リズミカルな手足の動きの障害 ➢ 姿勢調節（バランス保持，予期的姿勢調節）障害 ➢ 眼瞼・眼球運動，咀嚼・嚥下運動の障害	意識化 ☐ 表情，眼球運動の意識化 ☐ 咀嚼・嚥下運動の意識化	
◎**身体機能レベル** ➢ 循環器 ➢ 呼吸器 ➢ 運動器 ➢ 感覚器	➢ 循環障害，起立性低血圧，四肢（特に下肢）の浮腫 ➢ 呼吸機能低下 ➢ 四肢，体幹，顔面，眼球など全身の筋力低下と協調性低下 ➢ 関節拘縮（長期の筋強剛や姿勢異常による変化） ➢ 身体感覚の基礎となる深部感覚低下，しびれ，痛み（筋痛）	☐ 全身筋のリラクセーション ☐ 全身の筋力トレーニング ☐ 全身の可動域トレーニング ➢ 筋・関節の柔軟性（＝センサー機能）維持 ☐ 持久力トレーニング ☐ 巧緻性・協調性トレーニング（四肢・眼球運動）	

2）脳幹レベル

　このレベルが担っているのは，眼球運動，咀嚼・嚥下，歩行，姿勢調節など生まれながらにもっている生得的な運動です．先にも述べた通り，これらの運動を自動的に行うことが次第に困難になります．そこで必要なのは，運動を意識的に行うトレーニングです．しかも，単純な運動から複雑な運動に段階づけて練習することが効果的なのです．

3）大脳レベル

　このレベルが担っている機能のトレーニングポイントを以下に挙げます．

（1）動作手順や運動の意識化

　動作を行う前に手順や運動を意識化すること（メンタルリハーサル）は，困

難な動作の改善に有効です．頭の中でイメージするだけでなく，動作手順や運動を声に出す，紙に書く方法も効果的です（内的戦略）．

動作手順や運動を意識化しやすいよう，視覚刺激（物・目印）を活用すること[20]，介助者がデモンストレーションや言葉による手順や運動の説明を行うことも有効です（外的戦略）．

（2）複雑な動作を単純な動作に変更

「〜しながら〜する」動作（二重課題動作）を避け，手続きを単純化し，一つひとつの動作を区切り，時間をかけて行いましょう．

両手を動かす動作が困難なときは片手で行い，歯ブラシを使うときなど，手を上下・左右に素早く動かす交互動作が困難なときは，「上から下」と一方向の動きを意識して行いましょう．

（3）身の回りの物，自分の体をしっかり見て動作する

自分の手足，周囲の物品をしっかり見て動作し，姿勢を整えましょう．服を着るときに鏡を利用するなど，手足を見やすい方法に変更することも有効です．

部屋を明るくし，整理整頓するなど物品・体を見やすい環境を整えましょう．ただし，慣れた環境を大幅に変更することには注意が必要です．当事者の方々にとって慣れた環境は動作の維持に重要です．住宅の改修は，早期（症状が軽度な時期）に行いましょう．

しっかり見るために足形などの目印も活用しましょう．さらに，便座や改札機など，物に触れて距離感を補い（触覚の活用），かけ声（聴覚）も活用しましょう．

（4）身体感覚の賦活トレーニング

身体感覚を高めることは，姿勢の安定とスムーズな動作に役立ちます．このために，筋・関節のセンサー機能を高め，全身の動きを認識するトレーニングが必要です．筋力トレーニングや筋のリラクセーションを行うときも，筋や関

20，表7中の「方向転換する方向に目印を貼り，それを見て顔と体の向きを変えると方向転換できる」，「床に方向転換のための足の運び方（足形）を描いておけば可能」との工夫は目印を使って運動を意識化する方法です．

節の動きに注意を払って行いましょう．特に，ダンスや太極拳は身体各部の位置や動きに注意を払って行うことにとても適しています．

(5) 快感情（安心，安全，意欲）を賦活する活動の利用

当事者が好きな趣味や，意欲的に取り組める仕事などの活動を続けることが大事です．また，安心・安全に感じる環境を整えることが大事です．手すりなど，安心感につながる物理的な環境整備をすることだけでなく，支援する人々の言葉遣いや態度が当事者の症状に大きく影響することを理解しておきましょう．

(6) 精神・認知機能の賦活トレーニング

トレーニングのポイントは，遂行機能と注意機能を働かせ前頭葉を賦活することです．注意力トレーニングドリルなども活用できますが，日常生活においても，計画を立てて買い物をする，段取りを考えて調理や掃除を行うなど，少し複雑な活動が有効です．運動も，両手を組み合わせて行う運動や，手と足に注意を配分して行う運動が前頭葉を賦活します．これは，動作を単純化して行うこととは反対のトレーニングです．動作を単純化して行うことだけでなく，「〜しながら〜する」動作（二重課題動作）や左右の手を協調的に動かす運動にチャレンジする．これが前頭葉の賦活につながります．特に，症状が軽度の時期にはこのような積極的な精神・認知機能のトレーニングによる改善が見込めます．

(7) 運動・活動・参加の継続

以上のようにパーキンソン病には身体機能，脳幹，大脳の3つのレベルを考えたトータルリハビリテーションが必要です．このためには，体操などの全身運動，歩行や食事などの生活活動，料理やダンス，スポーツなど楽しめる活動，これらを継続することが何より重要です．これが，動作・運動の再獲得や維持につながり，長期にわたる生活機能とQOLの保持を可能にするのです（図3）．

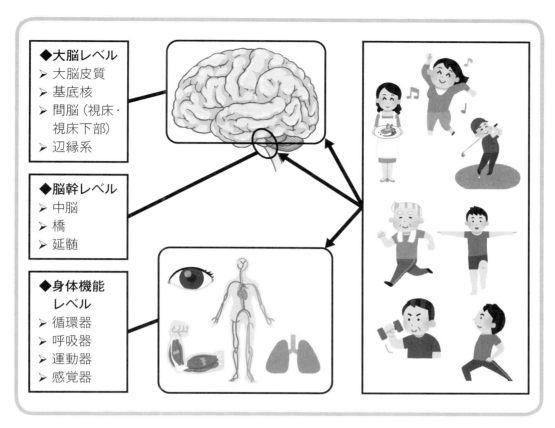

図3　トータルなリハビリテーションに必要な運動・活動・参加の継続

3　パーキンソン病にダンスが有効なわけ

　多くの研究が，パーキンソン病にダンスが有効であることを示しています[1]．

　ダンスは，全身の筋の緊張と緩和を繰り返し，関節を動かし，身体感覚を高める運動です．しかも，数分間の連続した動きは心肺機能も高める有酸素運動です．これらは，**図2，3**で示す「身体機能レベル」の障害に対するリハビリテーションです．

　ダンスには音楽を用います．音楽に合わせてリズミカルに手足を動かし，前後・左右にステップを踏む．このとき，バランスを崩さないよう姿勢を調節する．そして運動の開始・停止とスピードをコントロールしてメリハリのある動きを表現する．これらは，「脳幹レベル」の症状に対するリハビリテーション

です．

　さらに，ダンスを習得するには，一連の手続きと運動を学習しなければなりません．このとき，注意力を高め，手続き・動作を意識（イメージ）することが必要です．インストラクターの動きや説明（外的戦略），自ら発するかけ声（内的戦略）を活用し，自身の体をしっかりと見て，手先・足先まで意識して運動を学習する．複雑な動きは単純な動きに分解して練習し，その後，連続した複雑な動きを練習する．このとき，左右の手，手と足，顔や体幹など複数の箇所を協調させて同時に動かす（二重課題動作）能力を高めます．加えて，ダンスはその動きが上手になるという個人的な喜びだけでなく，音楽に合わせて集団で行えばより大きな喜び（快感情）を感じることができます．これらは，「大脳レベル」の症状に対するリハビリテーションなのです．

　このように，ダンスはトータルなリハビリテーションの方法として適しているのです．

（高畑進一）

文献

1) 高畑進一，他：パーキンソン病はこうすれば変わる！　―日常生活の工夫とパーキンソンダンスで生活機能を改善．三輪書店，pp44-62, pp102-113, 2012
2) 大槻美佳：パーキンソン病の高次脳機能障害．MB Med Reha　76：21-29, 2007
3) 山鳥　重，他（編），彦坂興秀，他（著）：眼と精神―彦坂興秀の課外授業．神経心理学コレクション．医学書院，pp86-180, 2003
4) 朝比奈正人：パーキンソン病／レビー小体型認知症の血圧と認知機能．臨床神経学　53：1386-1388, 2013
5) 高草木薫：大脳基底核による運動の制御．臨床神経学　49：325-334, 2009
6) 高草木薫：大脳基底核の機能；パーキンソン病との関連において．日生誌　65：113-129, 2003
7) 高草木薫：ヒトの脳と運動制御―脳の理解とリハビリテーションのために．長崎理学療法　7：1-10, 2007
8) 丹治　順：脳と運動―アクションを実行させる脳．第2版，共立出版，pp64-121, 2009
9) ロジャー・C・デュボワサン，他（著），山鳥　重（監訳）：パーキンソン病とたたかう患者・家族へのガイド．第4版，創造出版，pp31-64, 1998

第2部 パーキンソン・ダンスとかんたん機能チェック

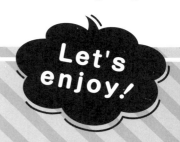
Let's enjoy!

3 パーキンソン・ダンス

ダンスの特徴と治療的要素

　ダンスは1回のセッションの中で，運動機能，認知機能，精神症状に包括的に働きかけることができます．運動機能においては，音楽を聴きながらそのリズムに動きを合わせて，できるだけ大きく動いたりイメージした動きを踊ることで，全身の筋や関節を動かし体の柔軟性や身体感覚を高めます．また，さまざまなステップや手足の動きを組み合わせることで，バランス感覚を養います．ダンスでは，適切な動きを実行するためにイメージした運動を計画し，音や動きに注意を向け，動きをコントロールして，次の動きを予測します．さらに組み合わせた動きを習得するために，何度も練習し，動きを記憶し，自身の体がどのように動いているかを確認することを繰り返し行い，動きの完成度を高めます．これら一連の流れは認知機能に働きかけていることになります．そしてこのような過程を繰り返すことで，音楽に合わせて上手に動けた喜びや，集団で仲間と一緒に動ける楽しさなどが生活の中に意欲をもたらします（図1）．楽しさや意欲は，精神機能によい影響を与えます．

　これらのダンスの特徴を生かすことは，パーキンソン病の運動機能，認知機能，精神症状の改善に有効であり，運動症状のみならず非運動症状にも同時にアプローチできる方法だと考えられます[1]．

　パーキンソン病のリハビリテーションに必要なダンスの治療的要素としては，次の5つがとても重要です．

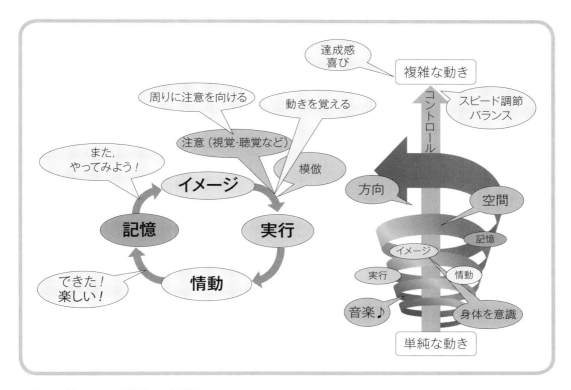

図1 ダンスの構造と特徴

①イメージして動くこと
②リズムや合図に合わせて動くこと
③見る方向,空間の広さ,自身の身体感覚に注意を向けて動くこと
④動きを記憶し,記憶した動きを思い出しながら動くこと
⑤楽しいと感じること

　なぜ,これら5つが重要なのでしょうか? これらはパーキンソン病の方が日常生活において感じている「**慣れていた動作が困難になる**」,「**視覚情報の有無や変化が動作に影響する**」,「**身体感覚の弱さが動作に影響する**」,「**心理状態が動作に影響する**」といった生活上の困難[1]に対する工夫にダンスの特徴を照らし合わせて考えた,パーキンソン病に必要なダンスの治療的要素なのです.**図2**を見てください.たとえば,「慣れていた動作が困難になる」というパーキンソン病の方の生活上の困難に対する工夫としては,「**動作をイメージして行う**」,「**動作の手順をイメージして行う**」,「**動作を区分して一つずつ行**

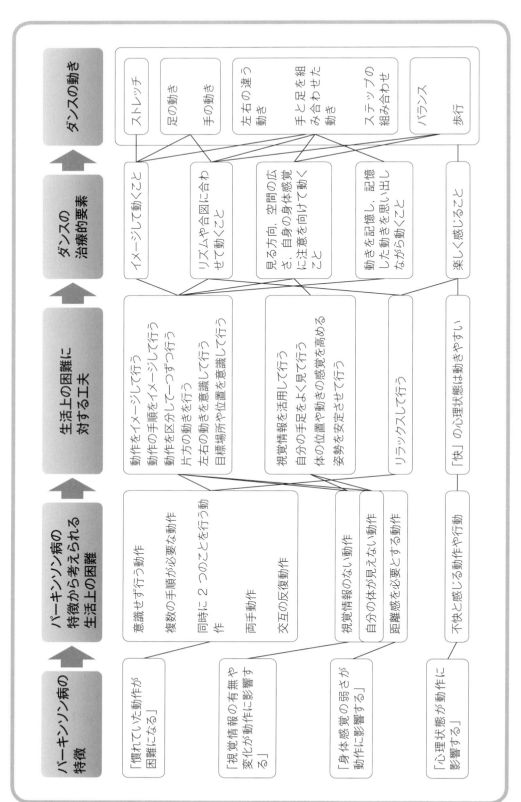

図2 生活上の困難とダンスの治療的要素

う」，「片方の動きを行う」，「左右の動きを意識して行う」，「**目標場所や位置を意識して行う**」があります．これらに対して考えられるダンスの治療的要素は，「**イメージして動くこと**」，「**リズムや合図に合わせて動くこと**」，「**見る方向，空間の広さ，自身の身体感覚に注意を向けて動くこと**」，「**動きを記憶し，記憶した動きを思い出しながら動くこと**」が挙げられるでしょう．これらの要素を，ステップや手足の動きの組み合わせの中に盛り込んで踊りをつくっています．たとえば，「トイレに入って座るまでの動作が困難」を考えてみましょう．これに対する皆さんの工夫はいかがでしょうか？「**動作の手順をイメージして行う**」，「**動作を区分して一つずつ行う**」となります．具体的には，「ドアを開ける」➡「入る」➡「手すりを持って体の向きを変える」➡「座るときには前の壁の目印を見ながら座る」など動きの手順を考え，動きをイメージして動作をされているかもしれません．実は，ダンスも同様なのです．パーキンソン・ダンスの中には，生活の中の動きをイメージして振り付けをしているものも多いのです．トイレ動作もダンスの中では，「ドアを開ける＝手の動き」➡「体の向きを変える＝足の動き」➡「便座に座る，立ち上がる＝椅子から立ち上がりまた座る」といった動きに置き換えて入っています．このような組み合わせの動きに，リズムに合わせる，見る方向を定めるといった要素を加えて，注意を周りに向けながら何度も繰り返し，動きを覚えていくのがダンスの構造になります．皆さんが行っている工夫を楽しいリハビリテーションにつくり変えたのが，パーキンソン・ダンスなのです．

リハビリテーションのポイントとダンスDVDの内容

　第2章でも述べられていたように，パーキンソン病に対するリハビリテーションのポイントは「**身体機能レベル**」，「**脳幹レベル**」，「**大脳レベル**」に分けて考えられています（p46〜51）．これら3つのレベルとパーキンソン・ダンスDVDの内容はどのように関連しているのでしょうか．

　「**身体機能レベル**」のリハビリテーションでは，全身の筋・関節の機能を保つことが重要とありましたね．ダンスでは最初にゆっくりとした音楽に合わせ

てゆったりと動きます．全身の筋を伸ばし，そして肩や股関節，膝といった関節を少しずつ動かしていきながら可動域を広げていきます．ゆっくりと動かし，今どこの筋が伸ばされているのか，どこの筋が硬い感じがするか，いつもより柔らかい感じがするかなどを感じることが重要です．「筋肉と会話しながら」行ってください．これは身体感覚を高めることに役立つと考えられます．

　このDVDには**Part 1**と**Part 2**があり，それぞれの最初の約10分間のウォーミングアップがこれにあたります．また，25分程度のセッションを連続して行うことで体力・持久力の維持にも有効であり，呼吸・循環機能も高められるでしょう．さらに体幹の筋を鍛えるための「**筋トレ・ダンス**」が入っています．

　「**脳幹レベル**」のリハビリテーションでは，眼球運動，歩行，姿勢調節などが関連しています．ダンスでは体の向きや進む方向を変えることで，眼球やバランスは瞬時にその変化に対応しています．広い空間，狭い空間，右へ左へと歩いたりステップを踏んだりすることで脳幹レベルにアプローチしていることになります．

　このDVDでは**Part 1**と**Part 2**の後半の約10分程度と，「**立って！ 座って！ ダンス**」や「**ペア・ダンス**」がこれにあたります．

　「**大脳レベル**」のリハビリテーションでは，動作手順や運動の意識化，身体感覚の賦活トレーニング，精神・認知機能の賦活トレーニングなどがありました．ダンスではステップや動きを覚えること，今，体や筋のどこを動かしてバランスを保つのか，どうやって歩くのかを意識することなどがそれに相当します．そして少しずつ動作ができていくことで，簡単なダンスだけでなくちょっと難しいダンスも踊れるようになるのです．そうするととても嬉しく，楽しくなりますね．気持ちも前向きになります．

　このDVDでは**Part 1**や**Part 2**が通してできるようになること，「**立って！ 座って！ ダンス**」がリズムに乗ってうまくできるようになることが，大脳レベルにアプローチしていることになります．また，ご家族の方やお友だちと一緒に「**ペア・ダンス**」をする楽しさが精神症状にもよい効果をもたらします．

パーキンソン・ダンスの効果

　パーキンソン・ダンスは，海外においては 2008 年ころから，運動機能のみならず精神症状にも有効で楽しいリハビリテーションとして始まりました[2]．日本においても，治療的要素をもった楽しいパーキンソン・ダンスのDVD が 2012 年に出ています[1]．そして，パーキンソン・ダンスの効果も介入研究により明らかになりました．

運動機能，認知機能，精神症状が改善する！

　研究に同意した複数のパーキンソン病患者会の方々に，週に 1 回，60 分程度のパーキンソン・ダンスを集団で実施していただきました．

　その結果，歩行やバランスといった運動機能だけでなく非運動症状である認知機能障害（前頭葉機能や運動イメージの障害），精神症状（抑うつ，アパシー），さらには全般的症状を示す UPDRS（Unified Parkinson's Disease Rating Scale；精神機能，日常生活動作，運動機能，治療の合併症を評価するスケール）のスコアが改善することがわかりました．**図 3** を見てください．特に精神症状と全般的症状は，**約 1 カ月後から効果がよく現れる**ことがわかりました[3]．しかし，残念なことにその効果のほとんどは，ダンスをやめてしまうと終了後 1 カ月で急速に低下し，3 カ月半経過するとダンスを始める前と同レベルにまで戻ることが明らかになりました[4]．この結果からわかることは何でしょう？　そうですね．週に 1 回でもパーキンソン・ダンスをしっかり継続して行えば効果があるということ，できるだけ **1 カ月以上は休まないようにしたほうがよい**ということです．

　さあ，パーキンソン・ダンスの実施が，効果的なリハビリテーションであることはわかっていただけましたね．

　では，自宅でマイペースに実施した場合も効果はあるのでしょうか？　本書に付属するパーキンソン・ダンス DVD の効果を知るために，研究調査を行い

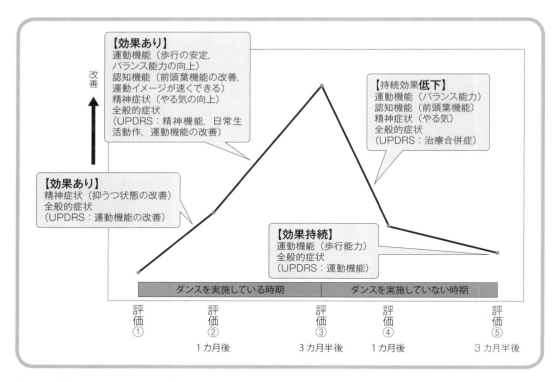

図3　パーキンソン・ダンスの効果とその効果の持続性

ました．研究に同意した20名のパーキンソン病の方々に，自宅で25分程度のパーキンソン・ダンスDVDを見ながら，週に3回以上，3カ月間ダンスを実施していただきました．そして運動機能（総合的バランス能力＝ Timed Up and Go Test： TUGT, 柔軟性＝座位体前屈），認知機能（Instruction manual of Japanese version of Montreal Cognitive Assessment： MoCA-J），精神症状（やる気スケール）に変化があるのかを検証しました．その結果，運動機能では歩行速度が速くなり，歩幅が広くなり，安定した歩行ができるようになりました（**図4**）．また体の柔軟性も増しました（**図5**）．認知機能では記憶力に改善がみられました（**図6**）．精神症状ではやる気が増しました（**図7**）．また，第2章でご紹介した「PDADL（パーキンソン病日常生活動作）チェック表（40）」でも，実施前と比較して実施後では2.3ポイントダウンし，日常生活動作の改善傾向が示されました（**図8**）．パーキンソン病におけるリハビリテーションは，継続が何よりも大切です[5]．今回の結果はそれを示すものと考えています．また，マイペースでもDVDを見て取り組む

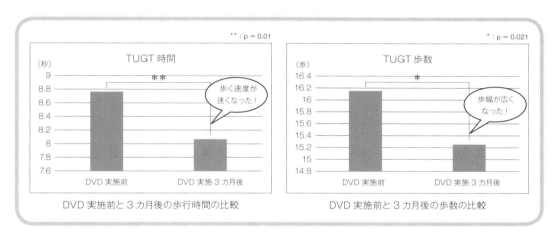

図4　運動機能の改善：総合的バランス能力

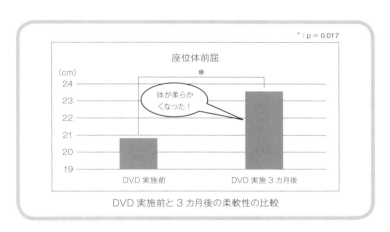

図5　運動機能の改善：柔軟性

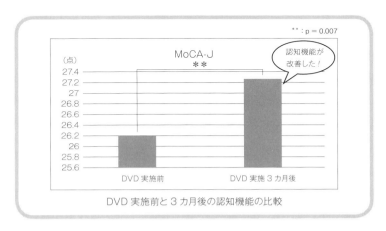

図6　認知機能の改善

ことは，自身の身体によい変化をもたらすことがわかりました．

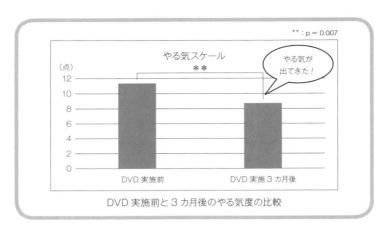

図7　精神症状の改善

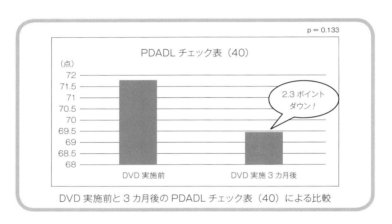

図8　日常生活動作の改善

さあ！　毎日，少しずつ取り組んでみましょう！　きっと，あなたの身体や脳，気持ちによい変化がもたらされるでしょう．

パーキンソン・ダンス継続の極意！

　リハビリテーション（リハビリ）を継続することの重要性は，誰しも「わかっている！」つもりなのです．でもお話を伺ってみると，「わかっているけどね，続けられなかったり，何をしていいかわからなかったり，一人でするのはつまらないのよ」と話される方が案外多いものです．

　そこで，リハビリを継続するためのポイントを考えてみました．名づけて

> **継続の極意！**
> - 「なぜ，この動きを練習するのか」，その「なぜ？」を知る．
> - 体験した動きの中で1つか，2つを覚える．
> - 生活の中で，覚えた動きを毎日1つ実践してみる．
> - 少しでも実施したらカレンダーに○をつける，そして誰かに自慢する．

図9　継続の極意

「継続の極意！」．図9を見てください．

「なぜ，この動きを練習するのか」，その「なぜ？」を知る．

　どうして，何のためにを理解してトレーニングを行うのと，なんだかわからないけれどやっているのでは，効果に差が出ることがわかっています（トレーニングの意識性の法則）．そうです！　理解して取り組んだほうが，よい結果が出るのです．本書の前段（p16〜52）に書かれている「多彩な症状が出現する理由」や「トータルなリハビリテーションのポイント」などを読み進めて，「なぜ？」を明らかにしながら，リハビリを進めましょう．

毎日1つ程度の動きを覚えるつもりで．

　一つずつ得意な動きを増やしていけばいいのです．気がつくと，約25分のセッションが楽しくできるようになっていますよ．

覚えた動きを，生活の中で毎日1つ実践してみる．

　パーキンソン・ダンスDVDの中では「おなかを上に引き上げて，胸が斜め上に引っ張られる」ような姿勢をよくします．日常生活の電車やバスを待っているときなどに，「あっ！　そうだった」と思い出して，その姿勢をしてみてください．この，ちょっとした毎日の繰り返しが，あなたの姿勢をつくっていきます．

少しでも実施したらカレンダーに○をつける，そして誰かに自慢する．

　どれだけ頑張っても，一人で黙々と行うのはつまらないものです．少しでも実施したらカレンダーに○をつけ，○が多くついたら自分で自分を褒めてみてください．または誰かに自慢することを実践してください．またこの DVD のダンスをお友だちとともに実施し，「今日やったわよ」，「頑張ってるね！」などと報告し合うのもいいでしょう．お互いに確認し，褒められることで次の意欲につながります．

　ぜひ，本章の最後にある「リハビリ＆ダンス カレンダー」を使ってください．使い方は p89 に示しています．

パーキンソン・ダンスDVD体験者の声

　パーキンソン・ダンス DVD を 3 カ月，週 3 日以上体験した方に感想をお聞きしました．実施する前は「気乗りしないなー」，「ダンスは苦手だな〜」と感じておられる方が多いようでしたが，1 カ月半を超えたあたりから，「動きに慣れてきた」，「動いた後の爽快感や満足感がとても心地よくなってきた」と言われる方が増えました．では，どのような効果を感じておられたでしょうか．

歩くとき足が出やすくなった！　リハビリの先生に褒められた！

　「スーパーまで歩いて 30 分以上かかっていた道のりを，25 分で行けるようになりました．少しでも体を動かすと気持ちがうきうきしてきます．ダンスができないところもありますが，気分はダンサーになったつもりで行っています．終わった後は達成感があり，カレンダーに○をつけてニッコリしています」

➡この方の評価結果を見ると，バランスや歩行速度，柔軟性が改善されていました．また，楽しい気持ちや褒められたことが活動に影響したかもしれませんね．

パーキンソン・ダンスを行った次の日は調子がいい！　体重も増えません！！
　「次の日は歩行やトイレでの動作がしやすいです．そして持久力がついた感じがしています．何よりも体重が増えないことが嬉しかったです」
➡ダンスセッションの前後でバランス，運動イメージの時間，気分のよさなどを比較すると，改善がみられることがわかっています．きっとその効果が次の日まで持続しているのでしょう．

継続することで，何もしていないときの体の硬さを実感した！
　「体を動かさなければ，体が硬くなることが改めてわかった．続けていると何日目からか，楽しさを感じるようになりました」
　「全身の動きが滑らかになり，関節の動きが速くなったような感じがしています」
➡動くことで，身体感覚がよくなるのだと考えられます．筋・関節のセンサーが働きはじめた証拠です．

トイレで小回りができるようになった！
　「トイレでターンして便座に座る動きがスムーズにできるようになった．ダンスをする前に手すり設置を考えていましたが，今は，なしでも大丈夫です」
足が上がりやすくなった！　椅子からの立ち上がりがスムーズになった！
　「主人から，椅子からの立ち上がりがスムーズだと言われて気がつきました．そういえば以前は一度で立てないときもありました」
➡これはきっと，ダンスの中で繰り返した動きが実際の生活場面でもイメージされて，動きやすさにつながったのだと考えられます．

ダンス DVD のセッション時間が長い．10 〜 15 分程度が適当．
　「いろいろ家の用事があるのに 25 分は長いと思う」，「パッパッとできればね〜」，「25 分は疲れるわ」
➡この DVD は，パーキンソン病に対してリハビリ効果があるように制作しています．身体機能面に対し，まずは硬くなった筋をほぐし，関節可動域を広

げ，筋を温めます．これには10分程度必要です．認知機能面ではリズムに乗って，簡単な動きからやや難しい動きに発展させながら，さまざまな組み合わせ動作やステップを行います．これにも10分以上必要です．また，最後にゆったりとリラックスすることに3分程度必要です．この25分にパーキンソン病に必要なリハビリ要素が含まれていると考えて，やっていただけたらと思います．できる動きから実施するだけでもいいと思います．

（橋本弘子）

文献

1) 高畑進一，他：パーキンソン病はこうすれば変わる！ ―日常生活の工夫とパーキンソン・ダンスで生活機能を改善．三輪書店，pp38-42, pp102-113, 2012
2) Hackney ME, et al：Effects of dance on movement control in Parkinson's disease：a comparison of Argentine tango and American ballroom. *J Rehabil Med* **41**：475-481, 2009
3) Hashimoto H, et al：Effects of dance on motor functions, cognitive functions, and mental symptoms of Parkinson's disease：a quasi-randomized pilot trial. *Complement Ther Med* **23**：210-219, 2015
4) 橋本弘子：パーキンソン病患者に対するダンスの有効性に関する研究．大阪府立大学大学院総合リハビリテーション学研究科，2016
5) ロジャー・C・デュボワサン，他（著），山鳥 重（監訳）：パーキンソン病とたたかう患者・家族へのガイド．第4版，創造出版，pp167-172, 1998

Let's enjoy！
パーキンソン・ダンス！

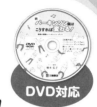

　パーキンソン・ダンスDVDは5つのパートから構成されています．ここでは，それぞれの動きの中で，DVDだけではわかりにくいところを解説しました．いつでも何度でも見て，動きのポイントを確認してください．

　DVDを見て，「ワンポイント アドバイス！」を読んで，実際にやってみて，繰り返す，続ける！　なかなか継続は大変ですね．ですが，継続していると必ず効果は現れてきます．そして，一度獲得した機能も維持しやすくなるのです．

　そんなわけで，皆さんが継続したくなるツール「リハビリ＆ダンス カレンダー」をつくりました．使い方を参考に，ぜひお使いください．気がつくと，きっと意識しないでも軽やかに踊れるようになっていますよ．

パーキンソン・ダンス ワンポイント アドバイス！

1．パーキンソン・ダンスを始める前に
2．椅子からの立ち上がりポイント＆姿勢のチェック
3．パーキンソン・ダンス Part 1　（約26分）
　　1）ウォーミングアップ 1, 2, 3　　4）窓ふき・ダンス
　　2）フット・ダンス　　　　　　　　5）ステップ・ダンス
　　3）コグニダンス　　　　　　　　　6）クーリングダウン・ダンス
4．パーキンソン・ダンス Part 2　（約22分）
　　1）ウォーミングアップ 1, 2　　　4）バランス・ダンス
　　2）ステップ・ダンス　　　　　　　5）マーチ！
　　3）ヒップウォーク＆コグニダンス　6）エンジョイ・ダンス
5．筋トレ・ダンス　（約4分）
6．立って！ 座って！ ダンス　（約2分）
7．ペア・ダンス　（約6分）
8．リハビリ＆ダンス カレンダー

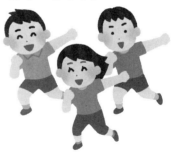

パーキンソン・ダンス 姿勢のチェック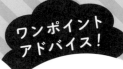

パーキンソン・ダンスを始める前に

まずは姿勢と座り方のチェックをしましょう！

・自分に合った椅子を用意しましょう（座面が平らで，足底が床にしっかりつき，背もたれのある椅子がいいでしょう）．
・良い姿勢で座っている自分の姿をイメージしてください．

良い座り方

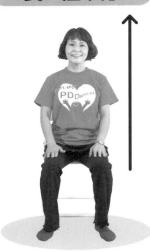
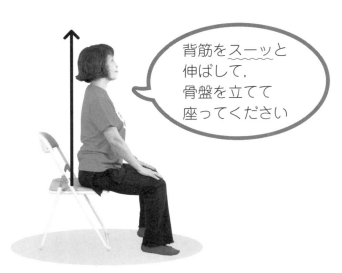

背筋をスーッと伸ばして，骨盤を立てて座ってください

悪い座り方

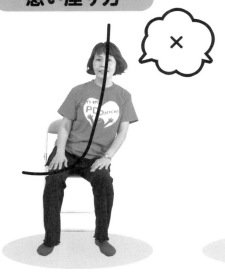

※目の前に鏡やまっすぐな線（柱など）があると，それを基準に良い姿勢をとりやすくなりますよ！

椅子からの立ち上がりポイント&姿勢のチェック

椅子からうまく立ち上がるためには，さまざまな注意点があります．
椅子に座っているときの**足の位置**，**視線の方向**，**足の指の踏ん張り**，**重心の移動**，ちょっぴり**気合い**！
うまく立ち上がれない第一の理由は，上に立ち上がろうとして，かかとに重心がかかり、足の5本指がすべて浮いてしまっていることです．
何度も練習すれば，緊張感なくうまく立ち上がれるようになりますよ！

Step 1

立つ前の正しい座り方を確認！

椅子には浅く腰をかけて座りましょう

足の位置は少し手前に引き気味に

Step 2

膝を前にスライドすることでお尻が少し浮きます

視線は遠くに！斜め上を見ましょう

伸び上がるようなイメージで立ち上がります

膝を前にスライドさせるように動きます

足の5本指を踏ん張る！！

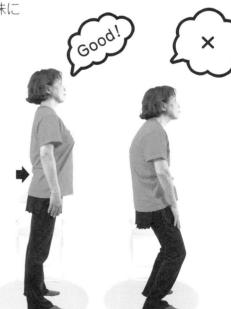

Good！　×

第3章 ● パーキンソン・ダンス

パーキンソン・ダンス Part 1

ワンポイント
アドバイス！

ウォーミングアップ１
体幹のストレッチ

　パーキンソン・ダンス Part 1 のウォーミングアップのパートは１，２，３があります．筋の柔軟性を高め，関節の可動域を広げ，呼吸を整え，気持ちをこれから行うメインのエクササイズに向かわせるといった目的があります．

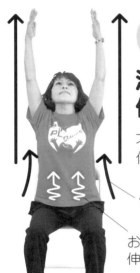

1 深呼吸＆体幹ストレッチ

大きく息を吸いながら体を上に引き上げます

体側も伸びますね！

おなかのシワを伸ばすように

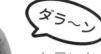

2 脱力！

ダラ～ン

と言いながら肩・首・腕の力を抜きましょう

リラックス感を意識しましょう！

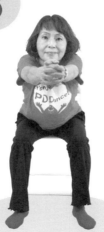

3 肩甲骨周囲筋のストレッチ

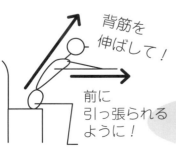

背筋を伸ばして！

前に引っ張られるように！

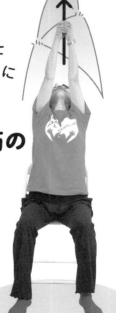

4 体側と腕の筋のストレッチ

上にグングン伸びていくように

竹の子がグングン伸びていくイメージで

空に大きな虹を
かけるように！

ビュ〜ン！
と思いっきり！

5 体側と腕の筋のストレッチ

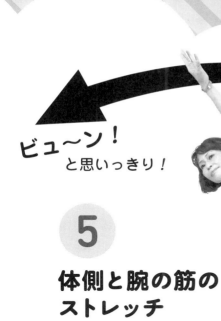

斜め下から斜め上へ
腕を大きく
引っ張られるように
動かします

ムギュ〜！

7 胸と腕の筋のストレッチ

6 体側と腕の筋のストレッチ

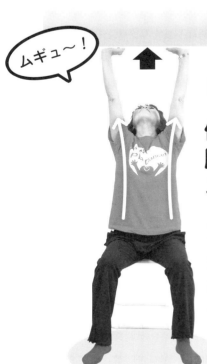

ムギュ〜と
言いながら
両手で天井を
押し上げる
ように

胸は斜め前に
引っ張られる
ように
つき出し
ましょう！

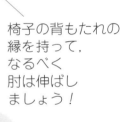

左右の
肩甲骨の間に
シワができますよ

椅子の背もたれの
縁を持って,
なるべく
肘は伸ばし
ましょう！

第3章 ● パーキンソン・ダンス　　71

パーキンソン・ダンス Part 1

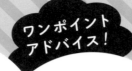
ワンポイントアドバイス！

ウォーミングアップ2
体幹と肩のストレッチ

1 体側・肩・腰のストレッチ

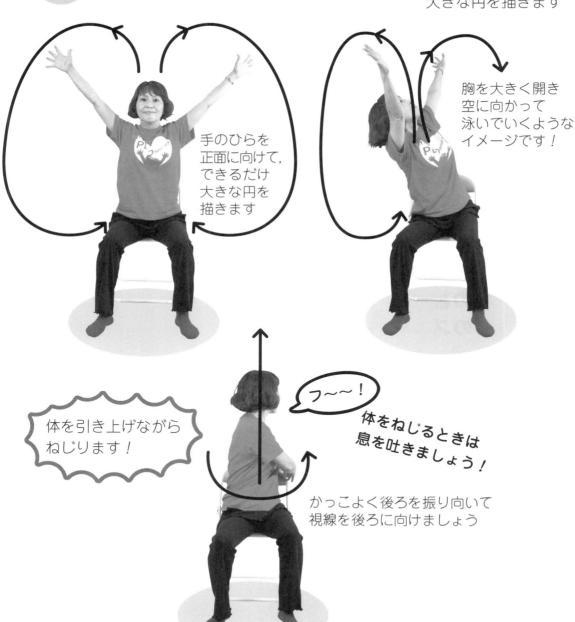

体を左右にねじり大きな円を描きます

手のひらを正面に向けて、できるだけ大きな円を描きます

胸を大きく開き空に向かって泳いでいくようなイメージです！

体を引き上げながらねじります！

フ〜〜！

体をねじるときは息を吐きましょう！

かっこよく後ろを振り向いて視線を後ろに向けましょう

ウォーミングアップ❸
首と足のストレッチ
＊ここでは足についてのみ説明します

背筋は上に引き上げて！

膝を顎に向けて引き上げます

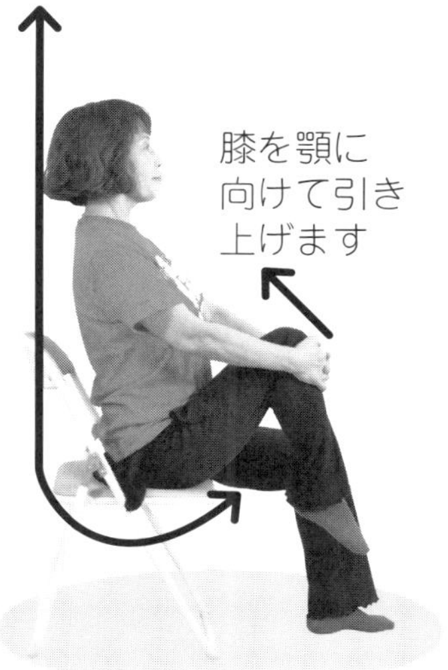

2 股関節周囲筋のストレッチ

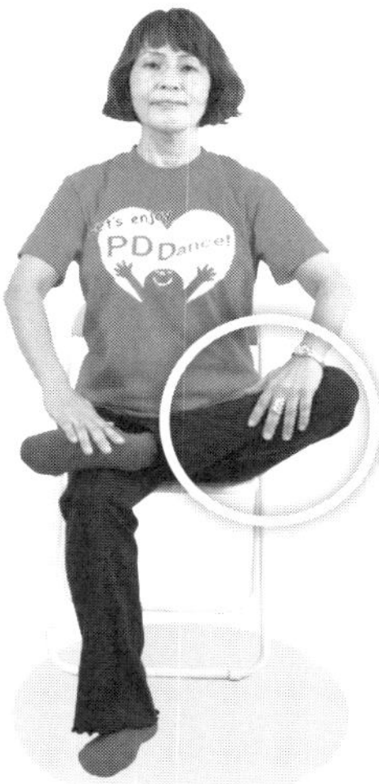

動きに慣れてきたら背筋をピン！と伸ばして威張って座ってみましょう

1 殿筋のストレッチ

3 足の裏側の筋のストレッチ

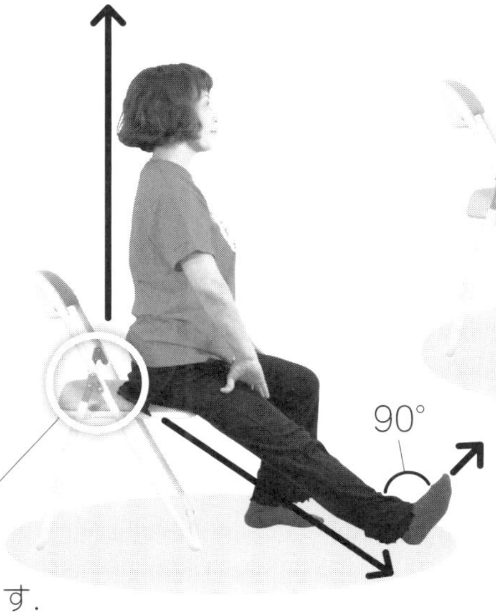

大きな風船を持って斜め上に高く高く――差し出すイメージで

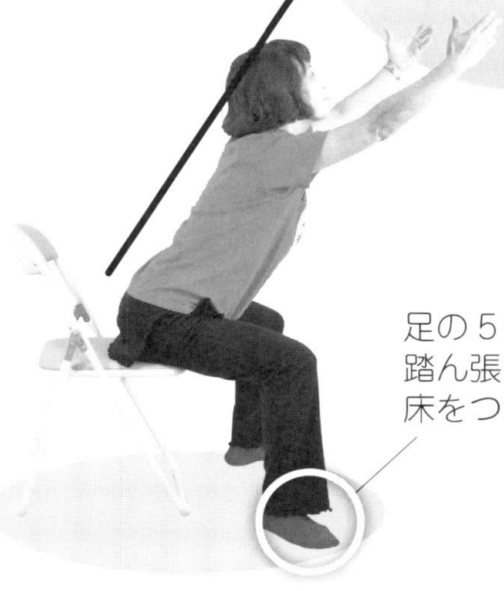

足の5本指は踏ん張って!!床をつかむように

椅子に浅く腰をかけます．膝が伸びやすくなります

90°

4 体側のストレッチ&背筋と腹筋の筋力トレーニング

第3章 ● パーキンソン・ダンス

パーキンソン・ダンス Part 1　　ワンポイントアドバイス！

フット・ダンス

　足先を意識して動かせるようになることは，歩行時の姿勢やバランスに大きく影響します．このダンスは，リズムよく足先を思いのままに動かせるようになることが目的です．

「トン・トン・トン・トン！　右・左・右・左！」

と言いながら動かしてみてください．最初は自分の足の動きを見て確認しましょう！

足を踏み鳴らすイメージで

つま先を上げるときはかかとを床につけて

リズムに合わせて足先を動かしましょう

コグニダンス

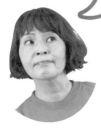

　両手・両足を左右，前後，上下に別々に動かします．
　最初は戸惑うかもしれません．
　この戸惑いを何とかしようと，脳は頑張ります．
　そうです！　神経細胞同士が連携し，
　ネットワークをつなげようとするわけです．
　脳は，よく使うとネットワークが増え，
　使わないと減ることが明らかになりました．
　使い続けることで，その機能が持続することもわかってきました．
　「できないわ……」とあきらめないで．
　戸惑えば戸惑うほど，脳は頑張っています．
　計画，判断，遂行に関連する前頭葉の血流量が増えるのです．
　ゆっくりと確認しながら取り組んでください．
　慣れてきたらリズムに乗って！　脳が大活躍しますよ！

窓ふき・ダンス

状況や動きをありありとイメージすることで，とても動きやすくなります．
このダンスは，目の前にとても大きな窓があるようにイメージしてください．その窓をできるだけ丁寧に拭きましょう！　音楽に合わせてね！

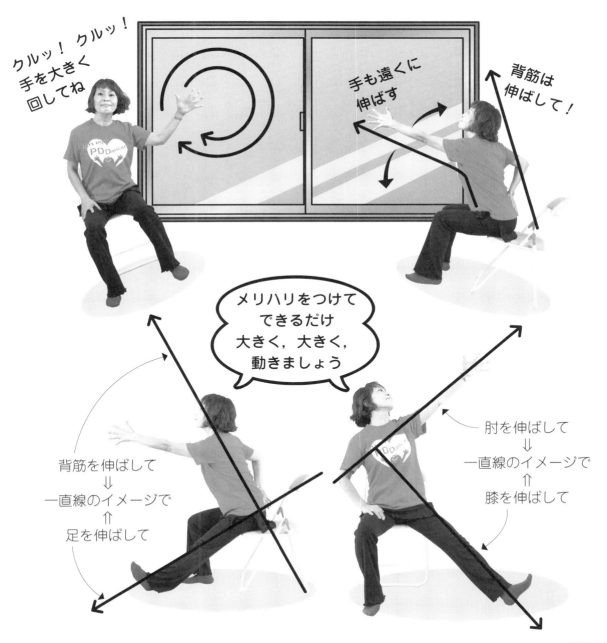

パーキンソン・ダンス Part 1

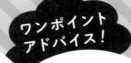

ステップ・ダンス

　このダンスは，ステップと手の動きが組み合わさった「〜しながら〜する」動作（二重課題動作）です．「難しいな」と身構えることはありません．
　<u>左右へのサイドステップ</u>，<u>前後へのVステップ</u>が基本です．まずは音楽に合わせて，ステップから練習してみましょう．ステップができるようになったら，手の動きを入れてみましょう！
　動作を分けて練習し，繰り返しチャレンジしてみましょう！！
　最初はいい加減で！　音楽を聴きながら，楽しんで！！！

クーリングダウン・ダンス

　さあ！　このダンスは，「バランス」と「リラックス」で構成されています．バランスとリラックスなんて両極端のように思うかもしれません．集中し意識しないとできないバランスと，ゆったりとリラックスする動きを組み合わせて，緊張の後のリラクセーションが自然にできるようにしているのです．

バランス

　体の重心がどこにあるか，片足立ちはどこに意識を向けるといいか，自分の体がどのようになっているかなど，内なる声に耳を傾け身体感覚を高めましょう！

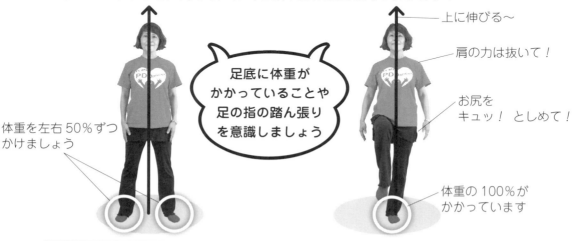

リラックス

　ただただ，音楽に合わせてゆらゆらするのです．「ブラ〜ン，ブラン」とか「ベロ〜ン，ベロン」とか，「くにゃくにゃ〜」などと言いながら動くとやりやすいですよ．

パーキンソン・ダンス Part 2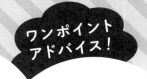

ウォーミングアップ1
体幹と肩のストレッチ

　パーキンソン・ダンス Part 2 のウォーミングアップのパートは1，2があります．体幹の動きや腕の動きに意識を向けてください．「ゆったりとのびやかに」，そんな気持ちで動いてください．

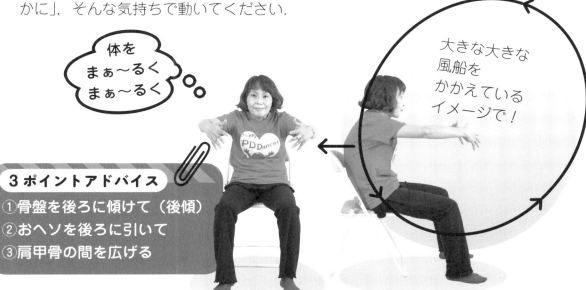

体を
まぁ～るく
まぁ～るく

大きな大きな
風船を
かかえている
イメージで！

3ポイントアドバイス
①骨盤を後ろに傾けて（後傾）
②おヘソを後ろに引いて
③肩甲骨の間を広げる

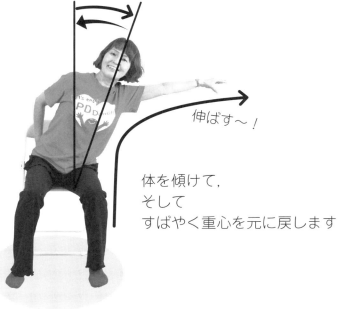

遠くにある物を
手を伸ばして
取ろうとする
イメージ！
「取れそうで
取れない～！」

伸ばす～！

体を傾けて，
そして
すばやく重心を元に戻します

パーキンソン・ダンス Part 2

ワンポイントアドバイス！

　この動きは日ごろの姿勢をリセットし，正しい姿勢を意識したり，正しい姿勢に戻す方法を確認したりするためのものです．

　日ごろの生活の中で「んっ，背中が丸くなっている？」と感じたら，一日のうち何度でも，ゆっくりと一つひとつの動作を確認しながら行ってください．

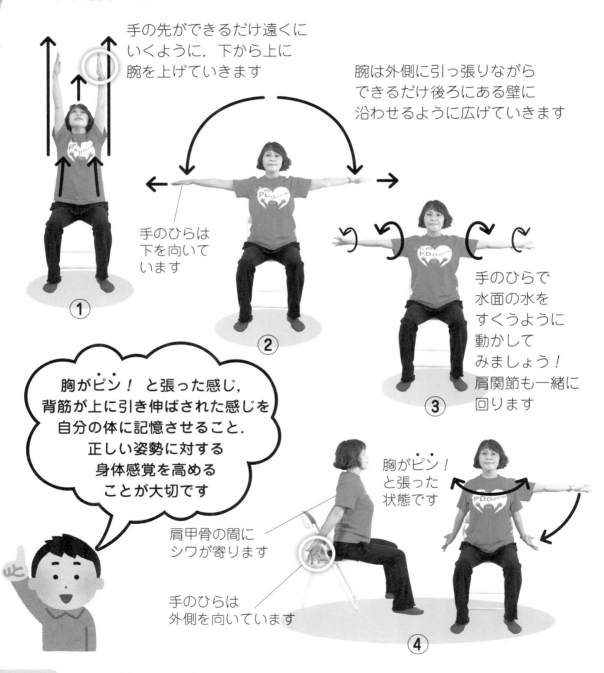

手の先ができるだけ遠くにいくように，下から上に腕を上げていきます

腕は外側に引っ張りながらできるだけ後ろにある壁に沿わせるように広げていきます

手のひらは下を向いています

手のひらで水面の水をすくうように動かしてみましょう！肩関節も一緒に回ります

胸がピン！と張った感じ，背筋が上に引き伸ばされた感じを自分の体に記憶させること．正しい姿勢に対する身体感覚を高めることが大切です

肩甲骨の間にシワが寄ります

手のひらは外側を向いています

胸がピン！と張った状態です

ウォーミングアップ2
足，お尻と股関節周りのストレッチ

ウォーミングアップ2では，気分よく自分の体を広げましょう！

① 全身のストレッチ

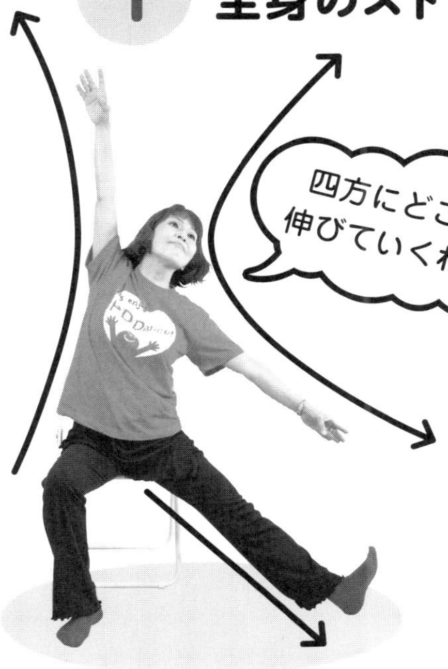

四方にどこまでも伸びていくわ～～！

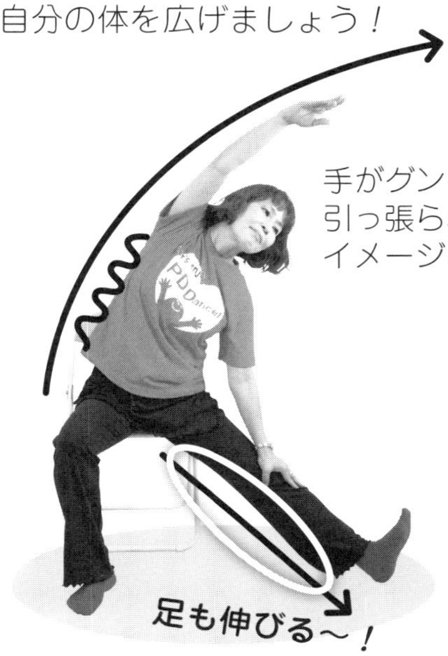

② 体側＆ハムストリングスのストレッチ

手がグングン外に引っ張られるようにイメージしましょう

足も伸びる～！

③ 股関節周囲筋のストレッチ

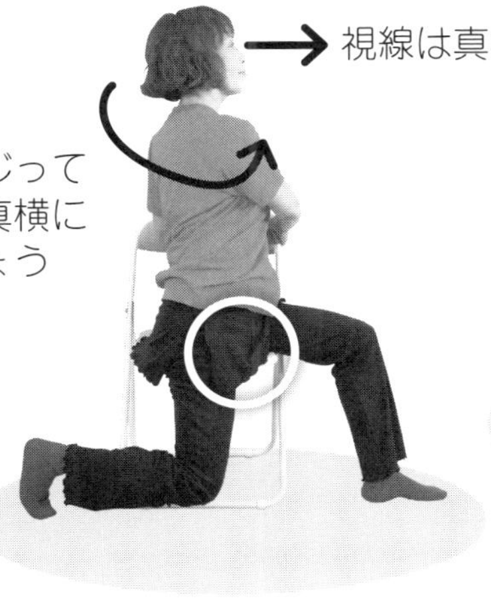

視線は真横！

体幹をねじっておヘソを真横に向けましょう

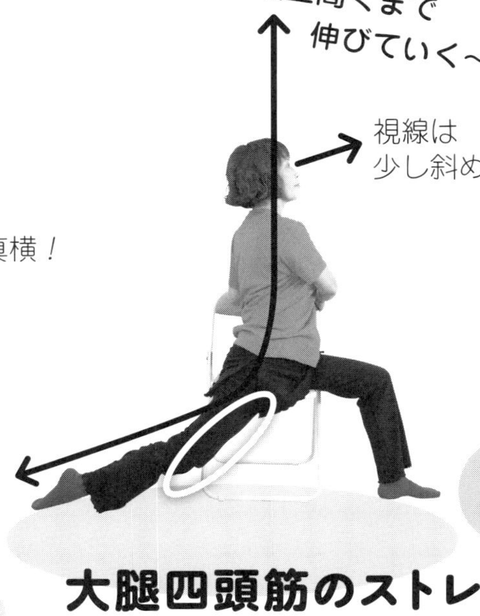

④ 大腿四頭筋のストレッチ

頭上高くまで伸びていく～感じです

視線は少し斜め上！

第3章 ● パーキンソン・ダンス

パーキンソン・ダンス Part 2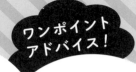

ステップ・ダンス

　このダンスは，足首の動き（伸ばす，曲げる）に加えて足と手を交互に出すなどの二重課題動作や，交互の反復動作で構成されています．

　特に足首の動きは自分では見にくいので，動きにくいかもしれません．でもリズムに乗って，繰り返しやってみましょう！　**Step by Step！！**

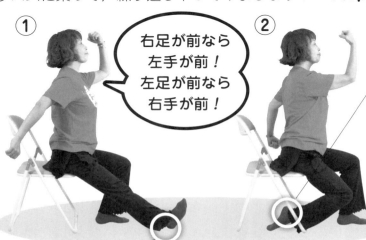

① 右足が前なら左手が前！　左足が前なら右手が前！

かかとを床につけましょう！

② 足の甲を伸ばしてつま先を床につけましょう．足先が見えないのでやりにくいかもしれません．意識して繰り返し練習してみましょう！

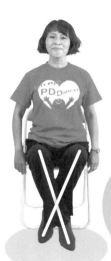

クロス・ステップ

足をしっかりとクロスして交互に動かせるようになるためには？

↓

腹筋や背筋が働いて体幹を上に引き上げるようなつもりで座ります

↓

そうすると足が動きやすくなります．そして，「1，2，1，2」とカウントしながら足をクロスしてみましょう．さらに動きやすくなります

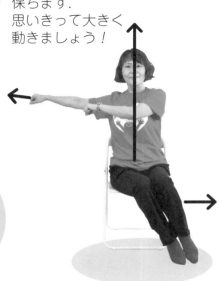

両手・両足を左右交互に出すことで，体幹のバランスを保ちます．
思いきって大きく動きましょう！

ヒップウォーク&コグニダンス

歩くときは腕の振りと，体幹・骨盤の動きが重要です．椅子でのヒップウォークは，リズムに乗りながら腕を振って姿勢よく歩くための練習です．前後にお尻を移動できるようになりましょう！

ヒップウォーク

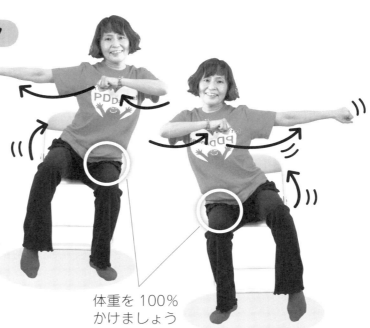

- 片方のお尻に体重をのせて，反対のお尻は浮かせます

　⬇ 繰り返し ⬆

- 浮いたお尻を後方に引きましょう！

動作を区切って行います

体重を 100% かけましょう

コグニダンス

両手・両足の交互動作が満載です．
しかも，自動的には動きにくい動作ばかりです．
さらに音楽にも合わせます．「わあ～！ できない！」と
あきらめないで．チャレンジしようと取り組むだけでも，
前頭前野，運動関連領域が賦活されますよ！

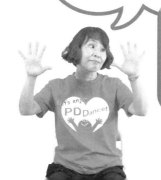

3ポイントアドバイス

①まず，取り組みやすい動きをチョイス
②動作を区切って行います
③自分の体をよく見ながら，ゆっくりと行います

バランス・ダンス

自分の体の位置や動きに関する感覚を高めるダンスです．自分の体や手足の位置はどうだろうか？　重心の位置はどうだろうか？　足底に感じる床からの圧はどうだろうか？　イメージ通りに動けているだろうか？　少しずつ気にするところを増やしていってください．

繰り返し練習することで，自分のイメージ通りに動けるようになります．

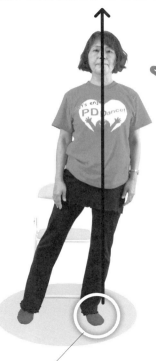

両足で立つときも片足で立つときも要領は同じです．
体の中心はどこにあるかを意識してください．
足の裏全体で体重を感じて，足の指を少し踏ん張ってみましょう．軸足に注意を向けます．
そしてお尻を キュッ！ としめ上げますよ！

- 体重の95％を軸足にのせましょう
- 足の裏全体で体重を感じてください！

背中から頭の後ろを通って
上に引っ張られるイメージです

視線は斜め上を見ましょう

両手が前へ伸びていく
イメージです

胸は前に引っ張られるように

軸足は床につきささるように
体重の90％以上をのせましょう．
足の裏全体で体重を感じてください！

マーチ！

マーチの音楽に合わせて腕を振って，元気よく，歩いてみましょう！

足を上げて膝をタッチするときのポイント

膝を高く上げる必要はありません．まずは背筋を伸ばしましょう．
膝は顎の方向に引き上げるつもりで！
そうすると背中が伸びやすいですよ

お尻は キュッ！ と しめましょう

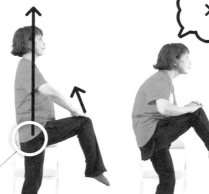

膝を高く上げようとしたり胸に近づけようとしたりすると背中がまぁ〜るくなります

足の裏を感じましょう

エンジョイ・ダンス

このダンスには，顔を洗ったり拭いたりするイメージの動きが盛り込まれています．具体的な場面をイメージすることで，苦手な動作でも動きやすくなります．正しい形はありません．自分が顔を洗うときの動きはどうだろうかと，思い出しながら踊ってください．
さあ！ リズムに乗って！

顔を洗うイメージです

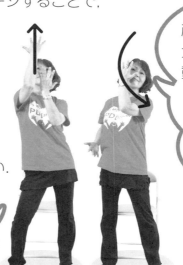

顔を拭くイメージです．大きく手を顔の前で動かしてみましょう．
腰も一緒に左右にスイングしてみましょう！
かっこよく見えますよ！

第3章 ● パーキンソン・ダンス

パーキンソン・ダンス 筋トレ　　ワンポイントアドバイス！

筋トレ・ダンス

　美しい姿勢を保つための筋力トレーニングのダンスです．パーキンソン病の方は前かがみの姿勢（前屈姿勢）が特徴ですが，できるだけ前かがみになる前に，あるいは気づきはじめたころに，しっかりと体幹の筋を鍛えておくことが必要です．

　このパートには，背筋をシュッと伸ばした美しい姿勢を保つための筋（腹直筋，外・内腹斜筋，脊柱起立筋など）のトレーニングが入っています．また，体幹をねじるといった苦手な動きに対しても，体幹をねじる，ねじった体を元に戻すための筋（外・内腹斜筋など）のトレーニングが入っています．最初は少しハードに感じるかもしれません．疲れたら休んで，を繰り返しながら取り組んでください．きっと最後までできるようになりますよ！

背筋を伸ばして座りましょう

視線は前に向けましょう

手は胸の前でクロスに組むと負荷が高くなります．「ちょっと筋トレは大変だな！」と思われている方は，椅子の両端を持って行ってください．少し楽になります

足の位置は少し前に．足底全体を床につけましょう

腹筋・背筋のトレーニング

できるだけ背筋は伸ばしましょう

視線は斜め上を見ましょう

足底が浮かないように足の指で「床をつかむ」ようにしてみましょう

V字 or L字？　どちらでもOK！

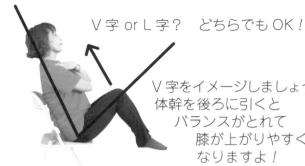

V字をイメージしましょう．体幹を後ろに引くとバランスがとれて膝が上がりやすくなりますよ！

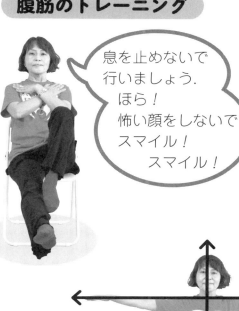

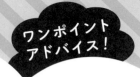

パーキンソン・ダンス 座り方

立って！ 座って！ ダンス

　椅子からの立ち上がりと椅子への座り方が何度も練習できるダンスです．

　椅子の少し手前で足がすくんでしまい動けなくなる，転倒しかけたといった話をよく聞きます．立って座ってを何度も繰り返すことは動作の獲得につながります．そして，生活の中でも応用できるようになるでしょう．

　3つの方法があります．テンポはすべて同じですので，最初は自分のやりやすい方法で繰り返してください．

①椅子を通り越すように歩き，椅子の端から1歩踏み出したところで座る方法

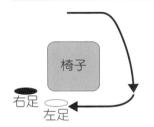

歩いてきて椅子に座ることは一連の動作ですが，ここでは動作を切り分けましょう！

「椅子の真横を通り過ぎる」，
そして「止まる」，「座る」

②椅子の後ろから回って椅子の横で止まり，横に1歩踏み出して座る方法

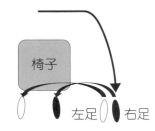

椅子の後ろから回り込んで座る方法です．

「椅子の横で止まる」，
そして「足を横に出す」，「止まる」，「座る」

③椅子の手前からサイドステップで方向を少しずつ変え，椅子に近づいて座る方法

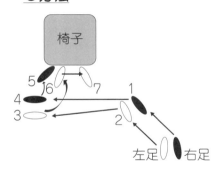

椅子の前から座る方法です．複雑な足の運びに思えるかもしれませんが，習得してしまえば，いろいろな場面で使えます．

「右左・止まる」➡「左右・止まる」
➡「右左・止まる」➡「左・止まる」，
そして「座る」

パーキンソン・ダンス ペア

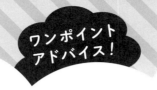
ワンポイント
アドバイス！

ペア・ダンス

　DVDを見ながら一人で取り組むのもいいけれど，家族の方とたまには一緒にやってみよう！　お友だちとやってみよう！　と思うことはないですか．

　ペアで動くときは，相手の動きに合わせながら自分の動きを調節することが大切です．まさに「状況に合わせて動作手順を，自動的に記憶から取り出して実行する」ということなのです．最初は難しく感じるかもしれません．でもパートナーの方と一緒に，失敗も笑い合いながらやってみましょう．大脳基底核と前頭葉運動関連領域が大いに賦活されますよ！

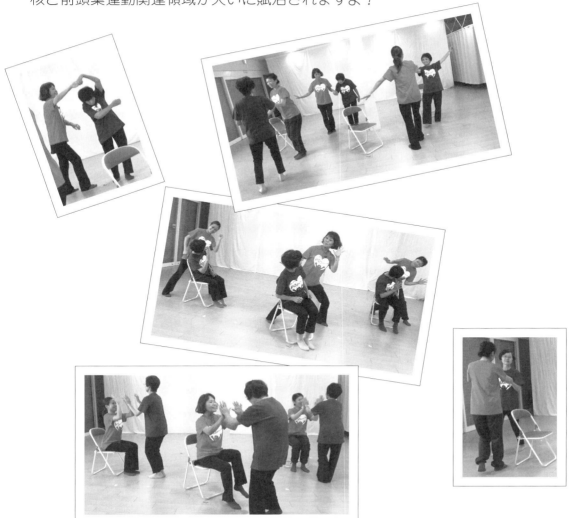

ダンス制作：橋本弘子
ダンスインストラクター：橋本弘子
　　　　　　　　　　　横山由梨子（市立池田病院）
　　　　　　　　　　　橋本　彩（FANTAS technology 株式会社）
　　　　　　　　　　　中西　一
ダンス出演者：飴野君子・小田原薫・嶋坂秀代・津田弘子・中田道子・二井加代子・松永有希子・滿谷桂子・李　相春・渡部　麗・和田里子
　　　　　　　（パーキンソン病患者会「水仙会，つくし会，四季の会，堺のびやかクラブ」の皆さん）
撮影・映像制作：中島卓也（東京リハビリ整形外科クリニック　おおた）
スタジオ協力：PD リハビリデイサービス かなえる LIFE
撮影協力：株式会社かなえるリンクの皆さん

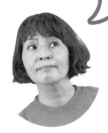

パーキンソン・ダンス DVD にご出演いただいているのは，パーキンソン病患者会「水仙会，つくし会，四季の会，堺のびやかクラブ」の皆さんです．
出演のための特別レッスンはしていません．
なので，動きが遅れるところや，バランスがとれていないところがあるかもしれません．
ですが，「いつものように楽しくダンスできたら！」と言っていただき，楽しく撮影することができました．

リハビリ&ダンス カレンダー

　パーキンソン病に対するリハビリテーションは，何よりも続けることが大切です．頭で必要とわかっていても，日々の生活の中に自主的にリハビリを取り込んで続けることは難しいものです．リハビリを続けるために必要なのは，自分でどれほどできているかのチェックをすること，自分なりに取り組んでいることに対する満足感と褒美なのですね．そこで，カレンダーをつくりました．記入見本も掲載していますので，ぜひ活用してください．

【使い方】
・月ごとにカレンダーをコピーする．
・日数の枠いっぱいに数字を書き入れる（めんどうかもしれませんが，字を書くリハビリになります）．
・自分や家族の目につくところに貼る．
・ダンスやリハビリに取り組んだ日には○をつけましょう．実施した内容を記入してもいいですね．
・1カ月が終了したら「かんたん機能チェック」（第4章）を行い，書き入れましょう．前の月と比較してどうですか？
・1カ月が終了したら頑張り度スタンプに○をしてみましょう．

　どのような内容であれ，毎日，取り組むことが大事です．家族の方にもカレンダーを見ていただき，「今日はどうだった？」，「よく頑張ってるね！」と声をかけてもらえたらいいですね．友人たちとも見せ合ってください．褒め合ったり励まし合ったりできたらいいですね！「明日もやるぞ！」と思えるかもしれません．他者からの褒め言葉が褒美となって，意欲につながります．最後には，カレンダーがなくても規則正しいリハビリの取り組みが自然にできるようになったら，それはあなたにとって，とてもいいことなのです．

【記入見本】

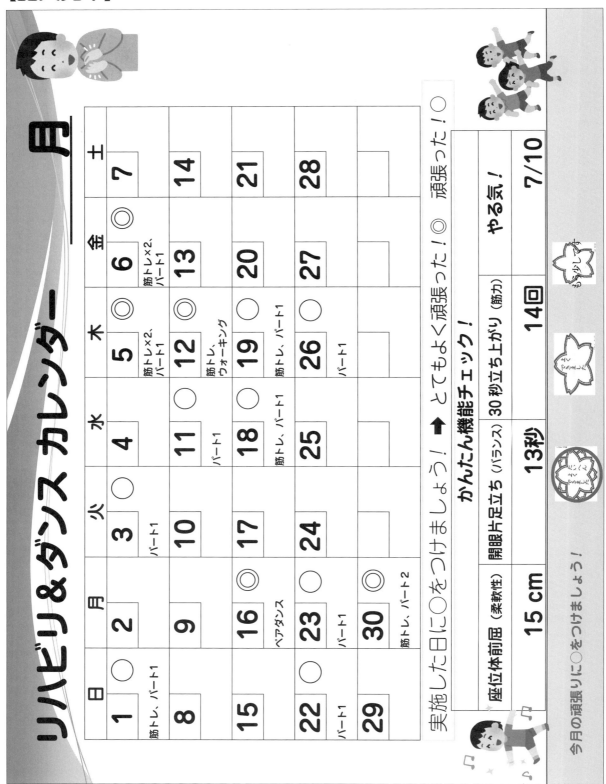

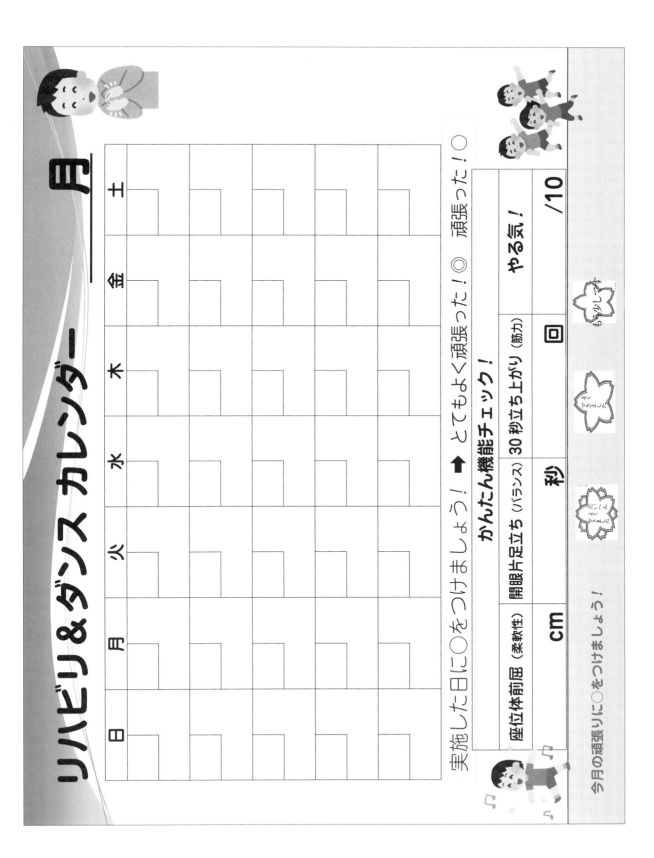

④ 自宅でできる かんたん機能チェック

　本章では，病院などで行われる機能評価を自宅で簡単に行えるようにアレンジしたものをご紹介します．パーキンソン・ダンスの効果チェックに，また自分の運動などの機能を知る手段としてご活用ください．

　パーキンソン・ダンスはバランスや柔軟性など体の機能と，注意機能，やる気など脳や心の機能を高める効果があり，継続して行うことでそれらの向上が期待できます．チェックは曜日を決めて月に1回程度，定期的に行うことをお勧めします．結果は第3章にある「リハビリ＆ダンス　カレンダー」に書き込んで，月ごとの変化を記録しましょう．薬効のオン・オフ，気分や体調によって結果は変化しますので，なるべく同じような体調のときに行いましょう．数値や点数の上下はあまり気にせずに，自分の状態を確認する目的で行ってみてください．

〈チェック項目〉
1. 柔軟性，バランス機能，筋力
2. 注意機能，やる気，語想起
3. 生活からの視点

体の機能

1 柔軟性

　柔軟性を保つことは，怪我の予防や，疲れにくい体をつくるうえで大切です．パーキンソン病では，固縮による筋肉の硬さの影響で体の柔軟性が乏しくなるといわれています．

1）座位体前屈

　膝を伸ばして座った状態で，どこまで体が曲がるかを計測します．この検査では主に，お尻の筋肉，太ももの裏側の筋肉の柔軟性をみることができます．

【一般的な方法】

　左右どちらかの肩を壁につけて膝を伸ばした状態で床に座ります．座ったときの肩の高さにメジャーを貼り付けます．肩を90度屈曲（腕を前に出す）し，軽く握りこぶしをつくった手の先がメジャーの0cmのところにくるように，お尻の位置を調整します．その状態から膝を伸ばしたまま前方に体を倒します．最大限に前方に倒したときの数字をメジャーで確認します．参考値を**表1**に示します．

表1　座位体前屈の参考値〔文献1）より引用〕

年齢	男性	女性
50～54歳	39.67cm	41.64cm
55～59歳	38.79cm	42.30cm
60～64歳	37.71cm	41.34cm
65～69歳	35.89cm	40.80cm
70～74歳	35.59cm	39.45cm
75～79歳	34.75cm	38.42cm

【自宅での方法】

　自宅で一人でも行える方法です．テープと定規をご準備ください．

①テープを2枚切り，利き手の指に貼ります．

②膝を伸ばしたまま座ります．座る場所はベッド，ソファー，椅子を2つ並べてなど，行いやすい場所を選んでください．

③体をまっすぐのまま，手を足の上に伸ばして手の届く一番先の部分に1枚目のテープを貼り，スタート位置とします（**図1a**）．

④膝を伸ばしたまま前方に体を倒します．最大限に体を倒したところで，2

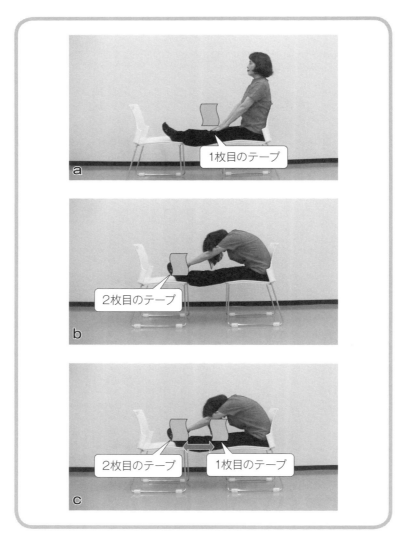

図1　座位体前屈

枚目のテープを足の上に貼り付けます（**図1b**）．もし，つま先を越えるようなら，片方の肩を壁につけてスタート位置のテープ，最大限に体を倒したときのテープとも壁に貼り付けるようにしましょう．

⑤ 2枚のテープの距離を定規で測ります（**図1c**）．

〈注意する点〉

床からの立ち上がりが難しい方，座る姿勢が不安定な方は背もたれのある椅子やベッドで行ってください．反動をつけずにゆっくり行ってください．

2 バランス機能

バランス機能は，まっすぐ座る，立つ，歩くうえで大切な機能です．パーキンソン病では姿勢反射障害の影響で，座っていると勝手に体が傾いたり，転びやすくなったりとバランス機能の低下がみられることがあります．

1）片足立ち（眼は閉じない）

眼を開いたままで一方の足を上げて，片足でバランスを崩さずに立っていられる時間を計測します．この検査では，じっと動かない状態でのバランス能力を評価することができます[2]．参考値を**表2**に示します．

【自宅での方法】

① ストップウォッチや秒針付きの時計など時間を計るものを準備します．

② 背もたれのある椅子や壁など，支えになるものが手の届くところにある場所で行います．

③ 両手を腰に当て，片方の足を床から5cmほど上げます（**図2**）．

表2 開眼片足立ちの参考値 〔文献1）より引用〕

年齢	男性	女性
65〜69歳	87.68秒	89.64秒
70〜74歳	75.29秒	74.36秒
75〜79歳	58.40秒	58.36秒

④足が床から離れたら時間を計ります．上げた足が床についたとき，軸足が動いたとき，両手が腰から離れたときに検査終了となります．
⑤検査は交互に左右の足で行いましょう．

5秒以上立てない場合は，将来転ぶリスクが高いといわれています[3]．

〈注意する点〉

バランスが崩れて転ぶ危険性があります．精一杯まで耐えるのではなく，危ないと思ったら片足立ちを終了してください．

2）Functional Reach Test（機能的上肢到達検査）

立った状態で手をどれだけ前方に伸ばせるかを測定するものです．動的バランスの指標として利用されます．

【基本的な方法】

壁に肩の高さでメジャーを1.5mほど貼り付け，片方の肩を90度屈曲し，こぶしを軽く握った状態で，メジャーの0cmの位置にこぶしがくるように両足を開いて立ちます．こぶしの高さはそのままで足を動かさずに，できるだけ前方に手を伸ばします．かかとは浮いてもかまいません．伸ばしたこぶしの先

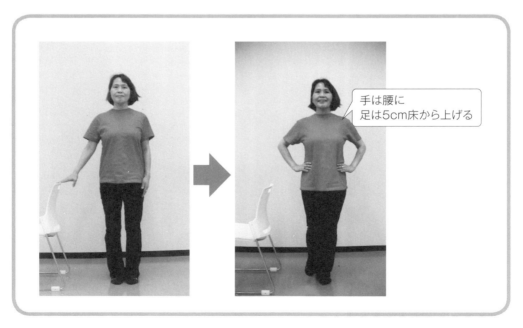

図2　開眼片足立ち

表3 Functional Reach Testの参考値〔文献4)より引用〕

年齢	男性	女性
41〜69歳	37.8±5.6cm	35.1±5.6cm
70〜87歳	33.5±4.1cm	26.7±8.9cm

端の位置をメジャーで確認します．参考値を**表3**に示します．

15cm未満の場合は，転んでしまうリスクが高いといわれています[4]．

【自宅での方法】

①テープと定規を準備します．

②テープを利き手の指の先に貼り付けます．

③片方の肩を壁につけて立ち，指を伸ばした状態で壁につけたほうの肩を90度屈曲し，「前にならえ」の姿勢をとります．このとき，スタートの0cmの位置がわかりやすいように壁にテープを貼るか，指先が柱など目印になるところにくるようにします（**図3a**）．

④手の高さはそのまま（肩の高さ）で足を動かさずに，できるだけ前方に手を伸ばします．かかとは浮いてもかまいません．

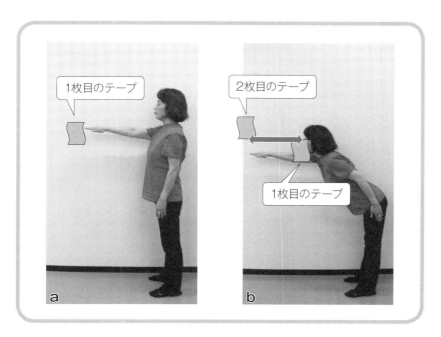

図3 Functional Reach Test

⑤最大限に手を伸ばしたところで，壁に指先のテープを貼り付けます．
⑥スタート位置からテープまでの距離を測ります（**図3b**）．

〈注意する点〉

転倒の危険性がありますので，不安がある場合には前方に椅子など支えになるものを置いて行いましょう．反動で行わずにゆっくり手を伸ばして，ゆっくり戻しましょう．

3 筋　力

筋力は，人の運動を支える重要な要素です．パーキンソン病では運動量の減少などにより，筋力が低下しやすくなります．

1）30秒椅子立ち上がりテスト

足の筋力を測る方法で，30秒間に椅子から何回立ち上がれるか計測します[5]．参考値を**表4**に示します．

【自宅での方法】
①頑丈な椅子（座面の高さは40cmが望ましい），秒針のある壁時計やストップウォッチなど時間を計るものを準備します．
②椅子の中央部より少し前に座り，背筋を伸ばします．
③足は肩幅に広げ，膝の間をこぶし1つ分あけます．
④膝は90度よりやや曲げ，足の裏を床につけます．
⑤両手を胸の前で組み，両膝が完全に伸びるまで立ち上がります（**図4**）．

表4　30秒椅子立ち上がりテストの参考値〔文献6)より引用〕

年齢	男性	女性
50〜59歳	22〜27回	20〜24回
60〜69歳	18〜22回	18〜22回
70〜79歳	16〜20回	13〜17回
80歳以上	12〜15回	12〜15回

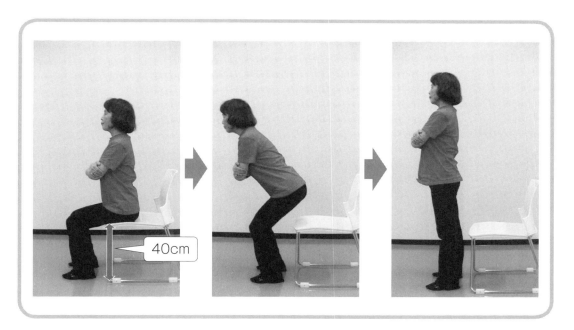

図4　30秒椅子立ち上がりテスト

⑥ 30秒間での立ち上がりの回数を数えます．

〈注意する点〉

膝に違和感のある場合は中止してください．転倒には十分に注意してください．前方に壁がある場合，体を前に傾けたときに頭を打つ危険性がありますので注意してください．

脳の機能と心の機能

1 注意機能

　注意機能は高次脳機能と呼ばれる複雑な脳の機能で，一つのことをやり遂げるときや，いくつかのことを同時に行うときなどに働く，効率的に生活するために重要な機能です．パーキンソン病では複数の動作を同時に行いにくいことが知られています．

1）Trail Making Test（TMT）

　注意機能の検査です．検査にはA，Bの2つのパートがあり，パートAでは紙に書かれた1～25の数字を一筆書きに線でつなぎます．パートBでは同じく紙に書かれた1～13の数字と50音の「あ～し」のひらがなを，数字→ひらがな→数字→ひらがなの順で数字は小さいほうから，ひらがなは50音順で，交互に一筆書きでつなぎます（**図5**）．どちらの検査もかかった時間を計ります[7]．参考値を**表5**に示します．

【自宅での方法】

　病院などでリハビリテーションを受けられている場合は，Trail Making Testを受けてみたいと担当の療法士にお願いしてみてください．ご自宅にパソコンをおもちの方は，インターネットで検索されると情報が得られます．

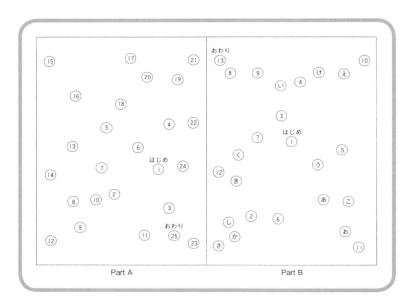

図5　Trail Making Test（Reitan, 1958）

表5　Trail Making Testの参考値〔文献8）より引用〕

	パートA	パートB
50代	109.3 ± 35.6 秒	150.2 ± 51.3 秒
60代	157.6 ± 65.8 秒	216.2 ± 84.7 秒

2 やる気

　パーキンソン病では薬の調整やオン・オフなどにより思い通りに動けないことから，やる気や意欲が低下することがあるといわれています．

1）やる気スコア（Apathy Scale）

　やる気スコアはアパシー（意欲障害）の評価法です．アパシーとは関心や意欲が低下するために何もしたくなくなったり，喜怒哀楽といった感情を感じにくくなったりすることです．アパシーの評価にはMarinらのApathy Evaluation Scaleとこれを短縮したStarksteinら[9]のApathy Scaleがよく使われています．日本では島根大学医学部第3内科版としてStarksteinらのApathy Scaleを邦訳したものが使われています（図6）．16点以上の場合にアパシーありと評価されます．

```
1）新しいことを学びたいと思いますか？
2）何か興味を持っていることがありますか？
3）健康状態に関心がありますか？
4）物事に打ち込めますか？
5）いつも何かしたいと思っていますか？
6）将来のことについての計画や目標を持っていますか？
7）何かをやろうとする意欲はありますか？
8）毎日張り切って過ごしていますか？
  （評価：全くない3，少し2，かなり1，おおいに0）

9）毎日何をしたらいいか誰かに言ってもらわなければなりませんか？
10）何事にも無関心ですか？
11）関心を惹かれるものなど何もありませんか？
12）誰かに言われないと何もしませんか？
13）楽しくもなく，悲しくもなくその中間位の気持ちですか？
14）自分自身にやる気がないと思いますか？
  （評価：全く違う0，少し1，かなり2，まさに3）
```

Apathy Scale 島根大学医学部第3内科版

図6　やる気スコア（Apathy Scale）

3 語想起

　語想起とは，物の名前や人の名前を思い出すことをいいます．パーキンソン病では語想起障害を生じることがあり，スムーズな会話や日常生活における意思伝達が難しくなることがあります．

【自宅での確認方法】
　①ストップウォッチや秒針付きの時計など時間を計るものを準備します．
　②野菜の名前，国の名前など思い出すもののテーマを決めます．
　③30秒間で何個言えるかを数えます．

【参考値】
　認知機能検査では野菜の名前が10秒以上詰まらずに10個言えれば，語想起の項目は満点と判断されます．

生活からの視点

　パーキンソン・ダンスを実際に体験された当事者の方からの聞き取りにより，パーキンソン・ダンスの効果として変化を感じやすい点があることがわかりました．以下に挙げる項目について，パーキンソン・ダンスをする前と後で比べてみてください．

【自宅での確認方法】
〈意欲〉
　①新しいことに挑戦した数
　②何かした後の疲労感
〈記憶・注意機能〉
　①物忘れの回数
　②2つのことが同時に行えた回数
　③意識せずに行える動作の数
〈日常生活〉
　①座った姿勢，立った姿勢での左右への傾き

②寝返り，起き上がり，立ち上がりの行いやすさと時間

③服を着る動作の行いやすさと時間

④歩行時の安定感，歩幅，スピード

⑤狭い場所での方向転換にかかる時間

おわりに

以上のような評価を自宅で行ってみてください．パーキンソン・ダンスの効果が現れるタイミングには個人差があります．長く続けていただき，3カ月，半年の変化を比べるなど，少し気長にお付き合いください．評価を行う際は，くれぐれも転倒に気をつけてください．

（中西　一）

文献

1) スポーツ庁：平成28年度体力・運動能力調査報告書（https://www.e-stat.go.jp/stat-search/files?page=1&layout=datalist&toukei=00402102&tstat=000001088875&cycle=0&tclass1=000001107355&second2=1）
2) 文部科学省：新体力テスト実施要項（http://www.mext.go.jp/a_menu/sports/stamina/03040901.htm）
3) Vellas BJ, et al：One-leg balance is an important predictor of injurious falls in older persons. *J Am Geriatr Soc* **45**：735-738, 1997
4) Duncan PW, et al：Functional reach：a new clinical measure of balance. *J Gerontol* **45**：M192-197, 1990
5) Jones CJ, et al：A 30-s chair-stand test as a measure of lower body strength in community-residing older adults. *Res Q Exerc Sport* **70**：113-119, 1999
6) 中谷敏昭，他：30秒椅子立ち上がりテスト（CS-30テスト）成績の加齢変化と標準値の作成．臨床スポーツ医学 **20**：349-355，2003
7) Reitan RM：Validity of the Trail Making Test as an indicator of organic brain damage. *Percept Mot Skills* **8**：271-276,1958
8) 豊倉　穣，他：情報処理速度に関する簡便な認知検査の加齢変化—健常人におけるpaced auditory serial addition taskおよびtrail making testの検討．脳と精の医 **7**：401-409，1996
9) Starkstein SE, et al：Apathy following cerebrovascular lesions. *Stroke* **24**：1625-1630,1993

「PDADL(パーキンソン病日常生活動作)チェック表(40)」

次のような症状がありますか? 当てはまる番号に○をつけてください.

			いつもある	時々ある	まったくない
食事	1	食べ物を「口に入れるときに」こぼしてしまう	3	2	1
	2	箸やスプーンが口の端に当たってしまう	3	2	1
	3	食事中に箸やスプーンが動かしにくくなる	3	2	1
	4	姿勢が崩れていても気づきにくい	3	2	1
	5	皿や椀の色によって,手の動きやすさが違う	3	2	1
排泄	6	便器に合わせてうまく座りにくい	3	2	1
	7	トイレの中で方向転換がしにくい	3	2	1
	8	狭いトイレでは,極端に,動きにくい	3	2	1
	9	ドアを開けながら踏み出しにくい	3	2	1
	10	ドアを開け閉めするときに,どこに立てばいいのか,迷ってしまう	3	2	1
整容	11	歯ブラシを縦方向・横方向にリズミカルに動かしにくい	3	2	1
	12	顔を洗うときに力が入りにくい(なでるようになってしまう)	3	2	1
	13	時計や指輪,イヤリングさえ重く感じる	3	2	1
更衣	14	上着の袖に手を通しにくい(手が引っかかる)	3	2	1
	15	シャツの裾を整えにくい(体の後ろで手が動かない)	3	2	1
	16	ズボンの上げ下ろしがしにくい(お尻の部分が引っかかる)	3	2	1
	17	ズボンの裾から足を出しにくい(足が引っかかる)	3	2	1
	18	気の進まない服や下着を着るときには,極端に,動作が行いにくい	3	2	1
入浴	19	背中を洗いにくい(タオルやブラシをうまく動かせない)	3	2	1
	20	浴槽の出入りが行いにくい	3	2	1

次のような症状がありますか？　当てはまる番号に○をつけてください．

			いつもある	時々ある	まったくない
起居・移動	21	寝返りや起き上がりがしにくい	3	2	1
	22	少しでも体に布団がかかっていると，極端に，起き上がりにくくなる	3	2	1
	23	「狭いところ」では，極端に，動きにくくなる	3	2	1
	24	「怖いと感じるところ」では，極端に，動きにくくなる	3	2	1
	25	「暗いところ」では，極端に，動きにくくなる	3	2	1
	26	人がいると歩きにくい（人がいないと歩ける）	3	2	1
	27	直線は歩けるが，曲がり角やカーブした道では，極端に，動きにくくなる	3	2	1
	28	歩き方を意識していないと歩きにくい	3	2	1
その他	29	スーパーの袋やカバンを広げながら物を入れにくい	3	2	1
	30	仕事や家事（調理，掃除など）の手際が，極端に，悪くなった	3	2	1
	31	洗濯物をたたむことが，極端に，行いにくい（くしゃくしゃになってしまう）	3	2	1
	32	財布の小銭や札の出し入れが，極端に，行いにくい	3	2	1
	33	封筒に手紙や書類を入れにくい（縁に当たってうまく入らない）	3	2	1
	34	急がされたり，いやなことを言われたりすると，極端に，動きにくくなる	3	2	1

最近，以前に比べて，次のような症状を感じているか否かお答えください．当てはまる番号に○をつけてください．

			いつも感じる	時々感じる	感じない
生活動作全般	1	最近，頭の中で，これから行う動作をイメージしないと動きにくいと感じますか？	3	2	1
	2	最近，「急ぐとき」ほど，極端に動きにくいと感じますか？	3	2	1
	3	最近，自分の手足が見えるときと，見えないときで，動きやすさが極端に違うと感じますか？	3	2	1
	4	最近，2つの動作を同時に行うことが，非常に不得意になったと感じますか？	3	2	1
	5	最近，「楽しい・いやだ」，「安心・怖い」など，自分の精神状態が，体の動きに強く影響していると感じますか？	3	2	1
	6	最近，両手を使う動作が，片手を使う動作に比べて不得意になったと感じますか？	3	2	1

おわりに

　最後まで目を通していただき，ありがとうございます．近年の再生医療の発展に伴い，パーキンソン病への治療応用が期待されています．今後，再生医療の成果を高めるためには，リハビリテーションが不可欠であるといわれています．自分の意志で体を動かすことが重要であるのはもちろんですが，楽しみながら行うリハビリテーションが脳の可塑性を促す環境をつくることにつながるとわかっているからです．本書のテーマであるパーキンソン・ダンスは"楽しみながら体を動かす"という，まさに両者が組み合わさった効果が期待されると私たちも感じています．

　本書は，パーキンソン病になぜダンスがよいのかについて，病気の概要，生活上でのリハビリテーションのポイント，自分でできる機能のチェックを含めて，できるだけわかりやすく理解できるように構成されています．どのページから読みはじめてもパーキンソン・ダンスにつながるようになっているのが本書のポイントの一つです．付属のパーキンソン・ダンスDVDは，椅子を使ったダンス，立って行うダンス，ペア・ダンスと豊富な内容が収録されており，見るだけでも動きのイメージを高めることに役立つでしょう．

　本書は，作業療法士（OT）が中心となって執筆をしました．OTの願いは病気がよくなることだけでなく，生活機能が少しでも改善し，気持ちが前向きになることです．本書がパーキンソン病をもつ人とそのご家族のお役に立てることを願ってやみません．

　最後になりましたが，細やかな配慮をもって編集全般に関わっていただきました三輪書店の高野裕紀氏に感謝いたします．

2019年2月　　　　　　　　　　　　　　　　　　　　　　　　　　　宮口英樹

付録 DVD 取扱上の注意

・DVD ビデオは映像と音声を高密度に記録したディスクです．DVD ビデオ対応のプレーヤーで再生してください．プレーヤーによっては再生できない場合があります．各再生機能については，ご使用になるプレーヤーおよびモニターの取扱説明書をご参照ください．
・本 DVD は，すべての DVD ビデオ対応のプレーヤーでの動作を保証するものではありません．一部のプレーヤーで動作不良を起こす可能性があります．
・本 DVD は，有償・無償を問わず，権利者の承認を得ず無断で複製，変更，改作，上映，レンタル，インターネットによる公衆送信等を行うことを禁止いたします．

続 パーキンソン病はこうすれば変わる！
──病気の理解とパーキンソン・ダンス

発　行	2019 年 4 月 15 日　第 1 版第 1 刷 ©
編　著	橋本弘子（はしもとひろこ）
著　者	高畑進一（たかばたけしんいち），宮口英樹（みやぐちひでき），中西　一（なかにし　はじめ）
発行者	青山　智
発行所	株式会社 三輪書店
	〒 113-0033　東京都文京区本郷 6-17-9　本郷綱ビル
	TEL 03-3816-7796　FAX 03-3816-7756
	https://www.miwapubl.com
装　丁	早瀬衣里子
印刷所	シナノ印刷 株式会社

本書の無断複写・複製・転載は，著作権・出版権の侵害となることがありますのでご注意ください．

ISBN 978-4-89590-650-0　C0047

JCOPY ＜出版者著作権管理機構　委託出版物＞

本書の無断複製は著作権法上での例外を除き禁じられています．複製される場合は，そのつど事前に，出版者著作権管理機構（電話 03-5244-5088，FAX 03-5244-5089，e-mail: info@jcopy.or.jp）の許諾を得てください．

■ ADL上で困難と感じる動作を改善するためのヒントが満載！

パーキンソン病はこうすれば変わる！

日常生活の工夫とパーキンソンダンスで生活機能を改善

「実践パーキンソンダンス」DVD付

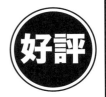

編集　高畑 進一・宮口 英樹
ダンス制作　橋本 弘子

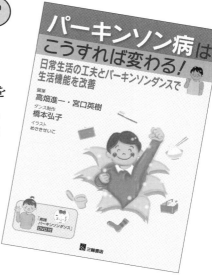

「自分の手足がみえないと，動作が滞ります」，「目をつぶると怖くてシャワーができません」，「急がされたり，いやなことを言われると動けなくなります」……一般的にパーキンソン病の症状として知られるのは振戦，固縮，無動，姿勢調節障害等であるが，編者らは，長年患者さんと関わる中で，それら以外にも多くの不思議な現象が日常生活で起きていることを明らかにしてきた．

本書は，パーキンソン病の理解を深めるための疫学や治療，臨床像や心身機能評価に加え，運動イメージをパーキンソン病の治療にいかに役立てるか，患者さんが日常生活で感じる困難に対処するためのヒント，さらにパーキンソン病に効果的な動きを取り入れたダンスをDVD付で紹介する．これまでにない観点からパーキンソン病の方を理解・支援し，新しいトレーニングとしてダンスを取り入れたいと考える当事者・支援者に必ず役立つ1冊である．

■ 主な内容 ■

第1部　パーキンソン病の生活機能障害
　第1章　パーキンソン病の日常生活動作の工夫
　第2章　パーキンソン病の生活機能障害とその特徴

第2部　パーキンソン病の理解のために
　第1章　疫学と治療
　　　　　―パーキンソン病の動向と最新療法
　第2章　パーキンソン病の臨床像と
　　　　　リハビリテーションの意義
　第3章　パーキンソン病の心身機能評価
　　① パーキンソン病の機能評価
　　② 身体図式評価
　　③ 運動イメージの評価
　　④ 新しい運動イメージ評価―同心円課題
　第4章　パーキンソン病と運動イメージ―その応用
　　① 運動イメージとUPDRS
　　② 手のメンタルローテーションとUPDRS，上肢機能
　　③ 運動イメージ想起の臨床応用

第3部　実践　パーキンソンダンス
　第1章　パーキンソンダンスの要素と構成
　第2章　パーキンソンダンスの効果
　第3章　パーキンソンダンス DVD
　　「Let's enjoy PD Dance!」
　　その内容とポイント

● 定価（本体2,800円+税）B5 頁132 2012年 ISBN 978-4-89590-413-1

お求めの三輪書店の出版物が小売書店にない場合は，その書店にご注文ください．お急ぎの場合は直接小社に．

〒113-0033
東京都文京区本郷6-17-9 本郷綱ビル

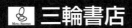 三輪書店

編集 03-3816-7796　FAX 03-3816-7756
販売 03-6801-8357　FAX 03-6801-8352
ホームページ：http://www.miwapubl.com